# 现代护理学理论与实践

XIANDAI HULIXUE LILUN YU SHIJIAN

◎ 袁海燕　编著

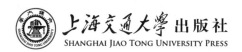

上海交通大学出版社
SHANGHAI JIAO TONG UNIVERSITY PRESS

内容提要

　　本书从护理基础理论出发，结合临床实践介绍了循环系统、神经系统、呼吸系统等各系统常见疾病的概述、护理评估、护理措施、护理诊断及健康教育等内容。本书适合广大护理专业学生及护理从业人员参考使用。

图书在版编目（CIP）数据

　　现代护理学理论与实践 / 袁海燕编著. --上海 ：
上海交通大学出版社，2023.12
　　ISBN 978-7-313-29400-5

　　Ⅰ．①现… Ⅱ．①袁… Ⅲ．①护理学 Ⅳ．①R47

　　中国国家版本馆CIP数据核字（2023）第169743号

# 现代护理学理论与实践
XIANDAI HULIXUE LILUN YU SHIJIAN

编　　著：袁海燕
出版发行：上海交通大学出版社
邮政编码：200030
印　　制：广东虎彩云印刷有限公司
开　　本：710mm×1000mm　1/16
字　　数：239千字
版　　次：2023年12月第1版
书　　号：ISBN 978-7-313-29400-5
定　　价：198.00元

地　　址：上海市番禺路951号
电　　话：021-64071208

经　　销：全国新华书店
印　　张：13.75
插　　页：2
印　　次：2023年12月第1次印刷

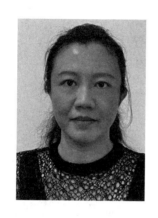

袁海燕

编者简介

毕业于潍坊医学院护理学专业，现任山东省庆云县人民医院护士长，副主任护师，兼任山东省小儿外科专业委员会委员、山东省老年医学学会静脉用药集中调配专业委员会委员、德州市护理学会肠内营养护理专业委员会委员。擅长临床护理和护理管理工作。曾获德州市"护理操作能手"等荣誉称号。发表论文1篇，出版著作2部，获国家专利3项。

　　护理学是研究有关预防保健与疾病防治过程中的护理理论与技术的科学,是理论与实践紧密结合的学科专业。随着现代医学的不断发展、基础医疗知识的全民普及,国家和社会对在各级医疗机构从事临床护理和健康保健等工作的护理从业人员提出了更高的要求:除具备护理学基础理论、基本技能外,还需掌握最新的护理理念及实践操作标准。为适应现代护理理论与实践的新要求,帮助护理从业人员提升自身职业素养,更好地在临床护理及健康保健工作中进行护理评估、护理诊断,为患者缓解病痛、恢复健康,编者归纳临床常见疾病护理要点,并结合自身多年临床工作经验编写了《现代护理学理论与实践》一书。

　　本书从护理基础知识出发,概述了循环系统、神经系统、呼吸系统、消化系统等各系统常见疾病的概念与特点、主要病因与诱因、临床表现、辅助检查和治疗原则等;在护理评估、护理诊断、护理措施及健康教育等方面进行了符合现代护理要求的内容更新。本书内容丰富、结构清晰,既涵盖了护理学的基本理论,又深入介绍了护理实践中的重要内容和实践方法。编者在本书的编写阶段收集了护理学的最新资料,旨在分析与汇总临床护理工作中的新标准,尤其在健康教育方面体现了对患者的人文关怀,适合广大护理专业学生及护理从业人员参考使用。

由于护理学是一门知识体系庞大的学科,本书仅总结编者的理论知识和临床经验,书中若有疏漏和不足之处,还望广大读者提出批评与指正。

袁海燕

山东省庆云县人民医院

2023 年 3 月

# CONTENTS 目录

# 第一章

# 循环系统疾病的护理

## 第一节 高 血 压

### 一、疾病概述

#### (一)概念和特点

高血压是一种常见病、多发病,是心、脑血管病的重要病因和危险因素。根据病因常分为原发性高血压和继续发性高血压,95%以上的高血压患者属于原发性高血压,通常将原发性高血压简称为高血压。原发性高血压是以血压升高为主要临床表现伴或不伴有多种心血管危险因素的综合征。

高血压的标准是根据临床及流行病学资料界定的,目前我国高血压定义为收缩压≥18.6 kPa(140 mmHg)和/或舒张压≥12.0 kPa(90 mmHg),根据血压升高水平,又进一步将高血压分为1~3级。

高血压在世界各国都是常见病,其患病率与工业化程度、地区和种族有关。根据我国4次大规模高血压患病率的人群抽样调查结果显示我国人群50年以来高血压患病率明显上升。2002年我国18岁以上成人高血压患病率为18.8%,按我国人口的数量和结构估算,目前我国约有2亿高血压患者,即每10个成年人中就有2个患高血压,约占全球高血压总人数的1/5。然而,我国高血压的总体情况是患病率高,知晓率、治疗率和控制率较低,其流行病学有两个显著特点,即从南方到北方高血压患病率递增,不同民族之间高血压患病率存在一些差异。

#### (二)相关病理生理

高血压的发病机制目前尚未形成统一认识,但其血流动力学特征主要是总外周血管阻力相对或绝对增高,从这一点考虑,高血压的发病机制主要存在于五个环节,即交感神经系统活性亢进、肾性水钠潴留、肾素-血管紧张素-醛固酮系统激活、细胞膜离子转运异常以及胰岛素抵抗。

相关病理改变主要集中在对心、脑、肾、视网膜的变化。

**1.心**

左心室肥厚和扩张。

**2.脑**

脑血管缺血与变性、粥样硬化,形成微动脉瘤或闭塞性病变,从而引发脑出血、脑血栓、腔隙性脑梗死。

**3.肾**

肾小球纤维化、萎缩、肾动脉硬化,引起肾实质缺血和肾单位不断减少,导致肾衰竭。

**4.视网膜**

视网膜小动脉痉挛、硬化,甚至可能引起视网膜渗血和出血。

**(三)主要病因与诱因**

高血压的病因为多因素,主要包括遗传和环境因素两个方面,两者互为结果。

**1.遗传因素**

高血压具有明显的家庭聚集性,基因对血压的控制是肯定的,这些与高血压产生有关的基因被称为原发性高血压相关基因。在遗传表型上,不仅血压升高发生率体现遗传性,在血压高度、并发症发生以及其他相关因素方面,如肥胖等也具有遗传性。

**2.环境因素**

(1)饮食:血压水平和高血压的患病率与钠盐平均摄入量显著相关,摄盐越多,血压水平和患病率越高。摄盐过多导致血压升高主要见于对盐敏感的人群。另外,膳食中充足的钾、钙、镁和优质蛋白可防止血压升高,素食为主者血压常低于肉食者。长期饮咖啡、大量饮酒、饮食中缺钙、饱和脂肪酸过多,不饱和脂肪酸与饱和脂肪酸比值降低等均可引起血压升高。

(2)精神心理:社会因素包括职业、经济、劳动种类、文化程度、人际关系等,对血压的影响主要是通过精神和心理因素起作用。因此脑力劳动者高血压发病率高于体力劳动者,从事精神紧张度高的职业和长期生活在噪声环境者高血压也较多。

### 3.其他因素

肥胖者高血压患病率是体重正常者 2～3 倍,超重是血压升高的重要独立危险因素。一般采用体质指数(BMI)来衡量肥胖程度,腰围反映向心性肥胖程度,血压与 BMI 呈显著正相关,腹型肥胖者容易发生高血压。服用避孕药的妇女血压升高发生率及程度与服用药物时间长短有关,但这种高血压一般较轻主,且停药后可逆转。睡眠呼吸暂停低通气综合征的患者 50% 有高血压,且血压的高度与睡眠呼吸暂停低通气综合征的病程有关。

### (四)临床表现

大多数起病缓慢、渐进,缺乏特殊的临床表现。血压随着季节、昼夜、情绪等因素有较大波动。

### 1.一般表现

(1)症状:头痛是最常见的症状,较常见的还有头晕、头胀、耳鸣眼花、疲劳、注意力不集中、失眠等。这些症状在紧张或劳累后加重,典型的高血压头痛在血压下降后即可消失。

(2)体征:高血压的体征较少,血压升高时可闻及主动脉瓣区第二心音亢进及收缩期杂音。皮肤黏膜、四肢血压、周围血管搏动、血管杂音检查有助于继续性高血压的病因判断。

### 2.高血压急症和亚急症

高血压急症是指高血压患者在某些诱因作用下,血压急剧升高(一般超过23.9/16.0 kPa),同时伴有进行性心、脑、肾等重要靶器官功能不全的表现。高血压急症的患者如不能及时降低血压,预后很差,常死于肾衰竭、脑卒中或心力衰竭。高血压亚急症是指血压显著升高但不伴靶器官损害,患者常有血压升高引起的症状。

### (五)辅助检查

### 1.常规检查

尿常规、血糖、血脂、肾功能、血清电解质、心电图和 X 线胸片等检查,有助于发现相关危险因素和靶器官损害。必要时行超声心动图、眼底检查等。

### 2.特殊检查

为进一步了解患者血压节律和靶器官损害情况,可有选择地进行一些特殊检查。如 24 小时动态血压监测,踝/臂血压比值,心率变异,颈动脉内膜中层厚度,动脉弹性功能测定,血浆肾素活性等。

### (六)治疗原则

**1.治疗目标**

高血压是一种以动脉血压持续升高为特征的进行性"心血管综合征",常伴有其他危险因素、靶器官损害或临床疾病,需要进行综合干预。对高血压常采用药物治疗与非药物治疗,以及防治各种心血管病危险因素等相结合。因此,高血压的治疗目标是尽可能地降低心血管事件的发生率和病死率。

**2.非药物治疗**

(1)合理膳食:低盐饮食,限制钠盐摄入;限制酒精摄入量。

(2)控制体重:体质指数如超过24则需要限制热量摄入和增加体力活动。

(3)适宜运动:增加有氧运动。

(4)其他:定期测量血压,规范治疗,改善治疗依从性,尽可能实现降压达标,坚持长期平稳有效地控制血压。保持健康心态,减少精神压力,戒烟等。治疗时根据年龄、病程、血压水平、心血管病危险因素、靶器官损害程度、血流动力学状态以及并发症等来选择合适药物。

**3.药物治疗**

降压药物的选择一般应从一线药物、单一药物开始,疗效不佳时,才联合用药。若非血压较高,或高血压急症,降压时用药以小剂量开始,逐渐加量,使血压逐渐下降,老年患者更需如此。

(1)利尿剂:通过利钠排水、降低细胞外高血容量、减轻外周血管阻力发挥降压作用。作用较平稳、缓慢,持续时间相对较长,作用持久,服药2～3周作用达高峰,能增强其他降压的疗效,适用于轻、中度高血压。有噻嗪类、袢利尿剂和保钾利尿剂三类,以噻嗪类使用最多。

(2)β受体阻滞剂:通过抑制过度激活的交感神经活性、抑制心肌收缩力、降低心率发挥降压作用。降压作用较迅速、强力,适用于不同严重程度的高血压,尤其是心率较快的中、青年患者或合并心绞痛的患者,对老年高血压疗效相对较差。二、三度心脏传导阻滞和哮喘患者禁用,慢性阻塞性肺病、运动员、外周血管病或糖耐量异常者慎用。有选择性($\beta_1$)、非选择性($\beta_1$和$\beta_2$)和兼有α受体阻滞三类,常用的有美托洛尔、阿替洛尔、比索洛尔、普萘洛尔等。

(3)钙通道阻滞剂:通过阻断血管平滑肌细胞上的钙离子通道,扩张血管降低血压。降压效果起效迅速,降压幅度相对较强,剂量和疗效呈正相关,除心力衰竭患者外较少有治疗禁忌证。该类阻滞剂分为二氢吡啶类和非二氢吡啶类,前者以硝苯地平为代表,后者有维拉帕米和地尔硫䓬。

（4）血管紧张素转换酶抑制剂：通过抑制血管紧张素转换酶阻断肾素血管紧张素系统，从而达到降压作用。降压起效缓慢，逐渐增强，在3～4周时达最大作用，联合使用利尿剂可使起效迅速和作用增强。常用的有卡托普利、依那普利、贝那普利等。

（5）血管紧张素Ⅱ受体阻滞剂：通过阻断血管紧张素Ⅱ受体发挥降压作用。起效缓慢，但持久而平稳，一般在6～8周达到最大作用，持续时间达24小时以上。常用的药物有氯沙坦、缬沙坦、厄贝沙坦、替米沙坦等。

（6）α受体阻滞剂：不作为一般治疗高血压的首选药，适用于高血压伴前列腺增生患者，也用于难治性高血压的治疗，如哌唑嗪。

## 二、护理评估

### （一）一般评估

#### 1.生命体征

体温、脉搏、呼吸可正常，但血压测量值升高。必要时可测量立、卧位血压和四肢血压，监测24小时血压值以判断血压节律变化情况。高血压诊断的主要依据是患者在静息状态下，坐位时上臂肱动脉部位血压的测量值。但必须是在未服用降压药的情况下，非同日3次测量血压，若收缩压≥18.6 kPa(140 mmHg)和/或舒张压≥12.0 kPa(90 mmHg)则诊断为高血压。患者既往有高血压史，目前正在使用降压药，血压虽然低于18.6/12.0 kPa(140/90 mmHg)，也诊断为高血压。

#### 2.病史和病程

询问患者有无高血压、糖尿病、血脂异常、冠心病、脑卒中或肾脏病的家庭史；患高血压的时间，血压最高水平，是否接受过降压治疗及其疗效与不良反应；有无合并其他相关疾病；是否服用引起血压升高的药物，如口服避孕药、甘珀酸、麻黄碱滴鼻药、可卡因、类固醇等。

#### 3.生活方式

膳食脂肪、盐、酒摄入量，吸烟支数，体力活动量以及体重变化等情况。

#### 4.患者的主诉

约1/5患者无症状，常见的主诉有头痛、头晕、疲劳、心悸、耳鸣等症状，疲劳、激动或紧张、失眠时可加剧，休息后多可缓解。也可出现视物模糊、鼻出血等较重症状，患者主诉症状严重程度与血压水平有一定关联。有脏器受累的患者还会有胸闷、气短、心绞痛、多尿等主诉。

**5.相关记录**

身高、体重、腰围、臀围、饮食(摄盐量和饮酒量)、活动量、血压等记录结果。评估超重和肥胖最简便和常用的指标是体质指数(BMI)和腰围。BMI反映全身肥胖程度,腰围反映中心型肥胖的程度。BMI的计算公式:$BMI=体重(kg)/身高(m^2)$,成年人正常BMI为18.5～23.9 $kg/m^2$,超重者BMI为24～27.9 $kg/m^2$,肥胖者BMI $\geqslant 28$ $kg/m^2$。成年人正常腰围<90/84 cm(男/女),如腰围$\geqslant 90/85$ cm(男/女),提示需要控制体重。

**(二)身体评估**

**1.头颈部**

部分患者有甲亢突眼征,颈部可闻及血管杂音提示颈部血管狭窄、不完全性阻塞或代偿性血流量增多、加快。

**2.胸背部**

结合X线胸片结果,综合考虑心界有无扩大,心脏听诊可在主动脉瓣区闻及第二心音亢进、收缩期杂音或收缩早期喀喇音。

**3.腹部和腰背部**

背部两侧肋脊角、上腹部脐两侧、腰部肋脊处有血管杂音,提示存在血管狭窄。肾动脉狭窄的血管杂音常向腹两侧传导,大多具有舒张期成分。

**4.四肢和其他**

观察有无神经纤维瘤性皮肤斑,Cushing综合征时可有向心性肥胖、紫纹与多毛的现象,下肢可见凹陷性水肿,观察四肢动脉搏动情况。

**(三)心理-社会评估**

评估患者家庭情况、工作环境、文化程度及有无精神创伤史;患者在疾病治疗过程中的心理反应与需求,家庭及社会支持情况,引导患者正确配合疾病的治疗与护理。

**(四)辅助检查结果评估**

**1.常规检查**

有无血液生化(钾、空腹血糖、总胆固醇、甘油三酯、高密度脂蛋白胆固醇、低密度脂蛋白胆固醇和尿酸、肌酐)、全血细胞计数、血红蛋白和血细胞比容、尿蛋白、尿糖水平的异常;心电图检查有无异常;24小时动脉血压监测检查24小时血压情况及其节律变化。

2.推荐检查

超声心动图和颈动脉超声、餐后血糖、尿蛋白定量、眼底、胸部 X 线检查、脉搏波传导速度以及踝臂血压指数等可帮助判断是否存在脏器受累。

3.选择检查项目

对怀疑继续性高血压患者可根据需要选择进行相应的脑功能、心功能和肾功能检查。

### (五)血压水平分类和心血管风险分层评估

1.按血压水平分类

据血压升高水平,可将血压分为正常血压、正常高值、高血压(分为 1 级、2 级和 3 级)和单纯收缩期高血压(表 1-1)。

表 1-1　血压水平分类和定义(中国高血压防治指南,2010)

| 分类 | 收缩压(mmHg) | | 舒张压(mmHg) |
|---|---|---|---|
| 正常血压 | ＜120 | 和 | ＜90 |
| 正常高值 | 120～139 | 和/或 | 80～89 |
| 高血压 | ≥140 | 和/或 | ≥90 |
| 1 级高血压(轻度) | 140～159 | 和/或 | 90～99 |
| 2 级高血压(中度) | 160～179 | 和/或 | 100～109 |
| 3 级高血压(重度) | ≥180 | 和/或 | ≥110 |
| 单纯收缩期高血压 | ≥140 | 和 | ＜90 |

2.心血管风险分层评估

虽然高血压及血压水平是影响心血管事件发生和预后的独立危险因素,但是并非唯一决定因素。大部分高血压患者还有血压升高以外的心血管危险因素。因此,要准确确定降压治疗的时机和方案,实施危险因素的综合管理就应当对患者进行心血管风险的评估并分层。根据 2010 版中国高血压防治指南的分层方法,根据血压水平、心血管危险因素、靶器官损害、伴临床疾病,高血压患者的心血管风险分为低危、中危高危和很高危四个层次(表 1-2)。

表 1-2　高血压患者心血管风险水平分层(中国高血压防治指南,2010)

| 其他危险因素和病史 | 1 级高血压 | 2 级高血压 | 3 级高血压 |
|---|---|---|---|
| 无 | 低危 | 中危 | 高危 |
| 1～2 个其他应段因素 | 中危 | 中危 | 很高危 |
| ≥3 个其他危险因素或靶器官损害 | 高危 | 高危 | 很高危 |
| 临床并发症或合并糖尿病 | 很高危 | 很高危 | 很高危 |

### (六)常用药物疗效的评估

1.利尿剂

(1)准确记录患者出入量(尤其是 24 小时尿量):大量利尿可引起血容量过度降低,心排血量下降,血尿素氮水平增高。患者皮肤弹性减低,出现直立性低血压和少尿。

(2)血生化检查的结果:长期使用噻嗪类利尿剂有可能导致水、电解质紊乱,出现低钠、低氯和低钾血症。

2.$\beta$ 受体阻滞剂

(1)患者自觉症状:疲乏、肢体冷感、激动不安、胃肠不适等症状。

(2)心动过缓或传导阻滞:因药物可抑制心肌收缩力、减慢心率,引起心动过缓或传导阻滞。

(3)反跳现象:长期服用该药患者突然停药可发生反跳现象,即原有的症状加重或出现新的表现,较常见的有血压反跳性升高,伴头痛、焦虑等,称为撤药综合征。

(4)液体潴留:可表现为体重增加、凹陷性水肿。

3.钙通道阻滞剂

(1)监测心率和心律的变化:二氢吡啶类钙通道阻滞剂可反射性激活交感神经,导致心率增加,发生心动过速。而非二氢吡啶类钙通道阻滞剂具有抑制心脏收缩功能和传导功能,有导致传导阻滞的不良反应。

(2)其他体征:可引起面部潮红、脚踝部水肿、牙龈增生等。

4.血管紧张素转换酶抑制剂

(1)患者自觉症状:持续性干咳、头晕、皮疹、味觉障碍及血管神经性水肿等情况。

(2)高血钾:长期应用该类药物可能导致血钾升高,应定期监测血钾和血肌酐的水平。

(3)肾功能的损害:定期监测肾功能。

5.血管紧张素Ⅱ受体拮抗剂

(1)患者自觉症状:有无腹泻等症状。

(2)高血钾:长期应用该类药物可能导致血钾升高,应定期监测血钾和血肌酐的水平。

(3)肾功能的损害:定期监测肾功能。

6.α 受体阻滞剂

直立性低血压:服用该类药物的患者可出现直立性晕厥现象,测量坐、立位血压是否差异过大。

## 三、主要护理诊断及问题

### (一)疼痛

头痛与血压升高有关。

### (二)有受伤的危险

与头晕、视物模糊、意识改变或发生直立性低血压有关。

### (三)营养失调

高于机体需要量　与摄入过多,缺少运动有关。

### (四)焦虑

与血压控制不满意、已发生并发症有关。

### (五)知识缺乏

缺乏疾病预防、保健知识和高血压用药知识。

### (六)潜在并发症

1.高血压急症

高血压急症与血压突然/显著升高并伴有靶器官损害有关。

2.电解质紊乱

电解质紊乱与长期应用降压药有关。

## 四、护理措施

### (一)控制体重

超重和肥胖是导致血压升高的重要原因之一,而以腹部脂肪堆积为典型特征的中心性肥胖还会进一步增加高血压等心血管与代谢性疾病的风险,适当控制体重,减少脂肪含量,可显著降低血压。最有效的减重措施是控制能量摄入和增加运动。减重的速度因人而异,通常以每周减重 0.5~1.0 kg 为宜。

### (二)合理饮食

合理饮食是控制体重的重要手段。高血压患者饮食需遵循平衡膳食的原则,控制高热量食物的摄入,如高脂肪食物、含糖饮料和酒类等;适当控制糖类食物的摄入;减少钠盐的摄入。

钠盐可显著升高血压,增加高血压发病的风险,而钾盐可对抗钠盐升高血压的作用。世界卫生组织推荐每天钠盐摄入量应少于 5 g。高血压患者应尽可能减少钠盐的摄入,增加食物中钾盐的含量。烹调高血压患者的食物尽可能减少用盐、味精和酱油等调味品,可使用定量的盐勺;少食或不食含钠盐高的各类加工食品,如咸菜、火腿和各类炒货等;增加蔬菜、水果的摄入量;肾功能良好者可使用含钾的烹调用盐。

**(三)制订康复运动计划**

合理的运动计划不但能控制体重,降低血压,还能改善糖代谢。在运动方面应采用有规律的、中等强度的有氧运动。建议每天体力活动 30 分钟左右,每周至少进行 3 次有氧锻炼,如步行、慢跑、骑车、游泳、跳舞和非比赛性划船等。运动强度指标为运动时最大心率达到(170-年龄),运动的强度、时间和频度以不出现不适反应为度。

典型的运动计划包括三个阶段:5～10 分钟的轻度热身活动;20～30 分钟的耐力活动或有氧运动;放松运动 5 分钟,逐渐减少用力,使心脑血管系统的反应和身体产热功能逐渐稳定下来。运动的形式和运动量均应根据个人的兴趣和身体状况而定。

**(四)监测血压的变化**

血压测量是评估血压水平、诊断高血压和观察降压疗效的主要手段。在临床工作中主要采用诊室血压和动态血压测量,家庭血压测量因为可以测量长期血压变异,避免白大衣效应等作用越来越受到大家的重视。

1.诊室血压监测

由医护人员在诊室按统一规范进行测量,是目前评估血压水平和临床诊断高血压并进行分级的标准方法和主要依据。具体方法和要求如下:①选择符合计量标准的水银柱血压计,或经过验证的电子血压计。②使用大小合适的气囊袖带。③测压前患者至少安静休息 5 分钟,30 分钟内禁止吸烟、饮咖啡、茶,并排空膀胱。④测量时最好裸露上臂,上臂与心脏处于同一水平。怀疑有外周血管病者可测量四肢血压,老年人、糖尿病患者及有直立性低血压情况的应加测立、卧位血压。⑤袖带下缘在肘弯上 2.5 cm,听诊器听件置于肱动脉搏动处。⑥使用水银柱血压计时,应快速充气,当桡动脉搏动消失后将气囊压力再升高 4.0 kPa(30 mmHg),以 0.3～0.8 kPa/s(2～6 mmHg/s)的速度缓慢放气,获得舒张压后快速放气至零。⑦应间隔 1～2 分钟重复测量,取 2 次读数的平均值记录。如果 2 次读数相差 0.7 kPa(5 mmHg)以上,应再次测量,取 3 次读数的平均值。

2.动态血压监测

通过自动的血压测量仪器完成,测量次数较多,无测量者误差,可避免白大衣效应,并可监测夜间睡眠期间的血压。因此,可评估血压短时变异和昼夜节律。

3.家庭血压监测

又称自测血压或家庭自测血压,是由患者本人或家庭成员协助完成测量,可避免白大衣效应。家庭血压监测还可用于评估数日、数周甚至数月、数年血压的长期变异或降压治疗效应,而且有助于增强患者的参与意识,改善治疗依从性,但不适用于精神高度焦虑的患者。

**(五)降压目标的确立**

帮助患者确立降压目标。在患者能耐受的情况下,逐步降压达标。一般高血压患者血压控制目标值至少＜18.6/12.0 kPa(140/90 mmHg);如合并稳定性冠心病、糖尿病或慢性肾病的患者宜确立个体化降压目标,一般可将血压降至 17.2/10.6 kPa(130/80 mmHg)以下,脑卒中后高血压患者一般血压目标＜18.6 kPa(140 mmHg);老年高血压降压目标收缩压＜20.0 kPa(150 mmHg);对舒张压低于 8.0 kPa(60 mmHg)的冠心病患者,应在密切监测血压的前提下逐渐实现收缩压达标。

**(六)用药护理**

需要使用降压药物的患者包括高血压 2 级或以上患者;高血压合并糖尿病,或已有心、脑、肾靶器官损害和并发症患者;凡血压持续升高,改善生活行为后血压仍未获得有效控制者。从心血管危险分层的角度,高危和极高危患者必须使用降压药物强化治疗。

应严格按医嘱用药,并注意观察常用药的毒副作用,发现问题及时处理,控制输液速度等。

**(七)高血压急症的护理**

1.避免诱因

安抚患者,避免情绪激动,保持轻松、稳定心态,必要时使用镇静剂。指导其按医嘱服用降压药,不可擅自减量或停服,以免血压急剧升高。另外,避免过度劳累和寒冷刺激。

**2.病情监测**

监测血压变化,一旦发现有高血压急症的表现,如血压急剧升高、剧烈头痛、呕吐、大汗、视物模糊、面色及神志改变、肢体运动障碍等,应立即通知医师。

**3.高血压急症的护理**

绝对卧床,抬高床头,避免一切不良刺激和不必要活动,协助生活护理。保持呼吸道通畅,吸氧。进行心电、血压和呼吸监测,建立静脉通道并遵医嘱用药,用药过程中监测血压变化,避免血压骤降。应用硝普钠、硝酸甘油时采用静脉泵入方式,密切观察药物不良反应。

**(八)心理护理**

长期、过度的心理应激会显著增加心血管风险。应向患者阐述不良情绪可诱发血压升高,帮助患者预防和缓解精神压力以及纠正和治疗病态心理,必要时可寻求专业心理辅导或治疗。

**(九)健康教育**

**1.疾病知识指导**

让患者了解自身病情,包括血压水平、危险因素及合并疾病等。告知患者高血压的风险和有效治疗的益处。对患者及家属进行高血压相关知识指导,提高护患配合度。

**2.饮食指导**

宜清淡饮食,控制能量摄入。营养均衡,减少脂肪摄入,少吃或不吃肥肉和动物内脏。控制钠盐的摄入,增加钾盐的摄入,学会正确烹调食物的要领,并选用定量盐勺。

**3.戒烟限酒**

吸烟是心血管病的主要危险因素之一,可导致血管内皮损害,显著增加高血压患者发生动脉粥样硬化性疾病的风险。应强烈建议并督促高血压患者戒烟,并指导患者寻求药物辅助戒烟。长期大量饮酒可导致血压升,限制饮酒量可显著降低高血压的发病风险。所有高血压患者均应控制饮酒量,每天饮酒量:白酒、葡萄酒、啤酒的量分别应少于 50 mL、100 mL 和 300 mL。

**4.适当运动计划**

学会制订适当的运动计划,并能自我监测最大运动心率,控制运动强度,按运动计划的三个阶段实施运动。

5.用药原则

按时、正确服用相关药物,让患者了解常用药物不良反应及自我观察要点。

6.家庭血压监测

教会患者出院后进行血压的自我监测,提倡进行家庭血压监测,每次就诊携带监测记录。家庭血压监测适用于:一般高血压患者的血压监测,白大衣高血压识别,难治性高血压的鉴别,评价长期血压变异,辅助降压疗效评价,以及预测心血管风险及评估预后等。

对患者进行家庭血压监测的相关知识和技能培训:①使用经过验证的上臂式全自动或半自动电子血压计。②每天早晚各测1次,每次2～3遍,取平均值;血压控制平稳者可每周只测1天,初诊高血压或血压不稳定的高血压患者,建立连续测血压7天,取后6天血压平均值作为参考值。③详细记录每次测量血压的日期、时间及所有血压读数,尽可能向医师提供完整的血压记录。

7.及时就诊的指标

(1)血压过高或过低。

(2)出现弥漫性严重头痛、呕吐、意识障碍、精神错乱,甚至昏迷、局灶性或全身性抽搐。

(3)高血压急症和亚急症。

(4)出现脑血管病、心力衰竭、肾衰竭的表现。

(5)突发剧烈而持续且不能耐受的胸痛,两侧肢体血压及脉搏明显不对称,严重怀疑主动脉夹层动脉瘤。

(6)随访时间:依据心血管风险分层,低危或仅服1种药物治疗者每1～3个月随诊1次;新发现的高危或较复杂病例、高危者至少每2周随诊1次;血压达标且稳定者每个月随诊1次。

**五、护理效果评估**

(1)患者头痛减轻或消失,食欲增加。

(2)患者情绪稳定,了解自身疾病,并能积极配合治疗。服药依从性好,血压控制在降压目标范围内。

(3)患者能主动养成良好生活方式。

(4)患者掌握家庭血压监测的方法,有效记录监测数据并提供给医护人员。

(5)患者未受伤。

(6)患者未发生相关并发症,或并发症发生后能得到及时治疗与护理。

# 第二节 冠 心 病

## 一、心绞痛

### (一)疾病概述

1.稳定型心绞痛

(1)概念和特点:稳定型心绞痛也称劳力性心绞痛,是在冠状动脉固定性严重狭窄基础上,由于心肌负荷的增加引起心肌急剧的、暂时的缺血缺氧的临床综合征。其特点为阵发性的前胸压榨性疼痛或憋闷感觉,主要位于胸骨后部,可放射至心前区和左上肢尺侧,常发生于劳力负荷增加时,持续数分钟,休息或用硝酸酯制剂后疼痛消失。疼痛发作的程度、频度、性质及诱发因素在数周至数月内无明显变化。

(2)相关病理生理:患者在心绞痛发作之前,常有血压增高、心律增快、肺动脉压和肺毛细血管压增高的变化,反映心脏和肺的顺应性减低。发作时可有左心室收缩力和收缩速度降低、射血速度减慢、左心室收缩压下降、每搏输出量和心排血量降低、左心室舒张末期压和血容量增加等左心室收缩和舒张功能障碍的病理生理变化。左心室壁可呈收缩不协调或部分心室壁有收缩减弱的现象。

(3)主要病因及诱因:本病的基本病因是冠脉粥样硬化。正常情况下,冠脉循环血流量具有很大的储备力量,其血流量可随身体的生理情况有显著的变化,休息时无症状。当劳累、激动、心力衰竭等使心脏负荷增加,心肌耗氧量增加时,对血液的需求增加,而冠脉的供血已不能相应增加,即可引起心绞痛。

(4)临床表现。

症状:心绞痛以发作性胸痛为主要临床表现,典型疼痛的特点有下列特征。①部位:主要在胸骨体中、上段之后,可波及心前区,界限不很清楚。常放射至左肩、左臂尺侧达无名指和小指,偶有至颈、咽或下颌部。②性质:胸痛常有压迫、憋闷或紧缩感,也可有烧灼感,偶尔伴有濒死感。③持续时间:疼痛出现后常逐步加重,持续 3～5 分钟,休息或含服硝酸甘油可迅速缓解,很少超过半小时。可数天或数周发作 1 次,亦可 1 天内发作数次。

体征:心绞痛发作时,患者面色苍白、出冷汗、心率增快、血压升高、表情焦虑。心尖部听诊有时出现"奔马律",可有暂时性心尖部收缩期杂音,是乳头肌缺血以致功能失调引起二尖瓣关闭不全所致。

诱因：发作常由体力劳动、情绪激动、饱餐、寒冷、吸烟、心动过速、休克等。

（5）辅助检查。

心电图。①静息时心电图：约有半数患者在正常范围，也可有陈旧性心肌梗死的改变或非特异性 ST 段和 T 波异常。有时出现心律失常。②心绞痛发作时心电图：绝大多数患者可出现暂时性心肌缺血引起的 ST 段压低（≥0.1 mV），有时出现 T 波倒置，在平时有 T 波持续倒置的患者，发作时可变为直立（假性正常化）。③心电图负荷试验：运动负荷试验及 24 小时动态心电图，可显著提高缺血性心电图的检出率。

X 线检查：心脏检查可无异常，若已伴发缺血性心肌病可见心影增大、肺充血等。

放射性核素：利用放射性铊心肌显像所示灌注缺损，提示心肌供血不足或血供消失，对心肌缺血诊断较有价值。

超声心动图：多数稳定性心绞痛患者静息时超声心动图检查无异常，有陈旧性心肌梗死者或严重心肌缺血者二维超声心动图可探测到坏死区或缺血区心室壁的运动异常，运动或药物负荷超声心动图检查可以评价心肌灌注和存活性。

冠状动脉造影：选择性冠状动脉造影可使左、右冠状动脉及主要分支得到清楚的显影，具有确诊价值。

（6）治疗原则：治疗原则是改善冠脉血供和降低心肌耗氧量以改善患者症状，提高生活质量，同时治疗冠脉粥样硬化，预防心肌梗死和死亡，以延长生存期。

发作时的治疗。①休息：发作时立即休息，一般患者停止活动后症状即可消失。②药物治疗：宜选用作用快的硝酸酯制剂，这类药物除可扩张冠脉增加冠脉血流量外，还可扩张外周血管，减轻心脏负荷，从而缓解心绞痛。如硝酸甘油 0.3～0.6 mg 或硝酸异山梨酯 3～10 mg 舌下含化。

缓解期的治疗：缓解期一般不需卧床休息，应避免各种已知的诱因。①药物治疗：以改善预后的药物和减轻症状、改善缺血的药物为主，如阿司匹林、氯吡格雷、β 受体阻滞剂、他汀类药物、血管紧张素转换酶抑制剂、硝酸酯制剂，其他如代谢性药物、中医中药。②非药物治疗：包括运动锻炼疗法、血管重建治疗、增强型体外反搏等。

2.不稳定型心绞痛

（1）概念和特点：目前已趋向将典型的稳定型劳力性心绞痛以外的缺血性胸

痛统称为不稳定型心绞痛。不稳定型心绞痛根据临床表现可分为静息型心绞痛、初发型心绞痛、恶化型心绞痛三种类型。

（2）相关病理生理：与稳定型心绞痛的差别主要在于冠脉内不稳定的粥样斑块继发的病理改变，使局部的心肌血流量明显下降，如斑块内出血、斑块纤维帽出现裂隙、表面有血小板聚集和/或刺激冠脉痉挛，导致缺血性心绞痛，虽然也可因劳力负荷诱发，但劳力负荷终止后胸痛并不能缓解。

（3）少部分不稳定型心绞痛患者心绞痛发作有明显的诱因。①增加心肌氧耗：感染、甲状腺功能亢进症或心律失常。②冠脉血流减少：低血压。③血液携氧能力下降：贫血和低氧血症。

（4）临床表现。①症状：不稳定型心绞痛患者胸部不适的性质与典型的稳定型心绞痛相似，通常程度更重，持续时间更长，可达数十分钟，胸痛在休息时也可发生。②体征：体检可发现一过性第三心音或第四心音，以及由于二尖瓣反流引起的一过性收缩期杂音，这些非特异性体征也可出现在稳定性心绞痛和心肌梗死患者，但详细的体格检查可发现潜在的加重心肌缺血的因素，并成为判断预后非常重要的依据。

（5）辅助检查。

心电图：①大多数患者胸痛发作时有一过性 ST 段（抬高或压低）和 T 波（低平或倒置）改变，其中 ST 段的动态改变（≥0.1 mV 的抬高或压低）是严重冠脉疾病的表现，可能会发生急性心肌梗死或猝死。②连续 24 小时心电监测发现，85%～90%的心肌缺血，可不伴有心绞痛症状。

冠脉造影剂其他侵入性检查：在长期稳定型心绞痛基础上出现的不稳定型心绞痛患者，常有多支冠脉病变，而新发作静息心绞痛患者，可能只有单支冠脉病变。在所有的不稳定型心绞痛患者中，3 支血管病变占 40%，2 支血管病变占 20%，左冠脉主干病变约占 20%，单支血管病变约占 10%，没有明显血管狭窄者占 10%。

心脏标志物检查：心脏肌钙蛋白 T 及肌钙蛋白 I 较传统的肌酸激酶和肌酸激酶同工酶更为敏感、更可靠。

其他：胸部 X 线、心脏超声和放射性核素检查的结果，与稳定型心绞痛患者的结果相似，但阳性发现率会更高。

（6）治疗原则：不稳定型心绞痛是严重、具有潜在危险的疾病，病情发展难以预料，应使患者处于监控之下，疼痛发作频繁或持续不缓解及高危组的患者应立即住院。其治疗包括抗缺血治疗、抗血栓治疗和根据危险度分层进行优创治疗。

①一般治疗：发作时立即卧床休息，床边 24 小时心电监护，严密观察血压、脉搏、呼吸、心率、心律变化，有呼吸困难、发绀者应给氧吸入，维持血氧饱和度达到 95％以上。如有必要，重测心肌坏死标志物。②止痛：烦躁不安、疼痛剧烈者，可考虑应用镇静剂如吗啡 5～10 mg 皮下注射；硝酸甘油或硝酸异山梨酯持续静脉滴注或微量泵输注，以 10 μg/min 开始，每 3～5 分钟增加 10 μg/min，直至症状缓解或出现血压下降。③抗凝（栓）：抗血小板和抗凝治疗是不稳定型心绞痛治疗至关重要的措施，应尽早应用阿司匹林、氯吡格雷和肝素或低分子肝素，以有效防止血栓形成，阻止病情进展为心肌梗死。④其他：对于个别病情极严重患者，保守治疗效果不佳，心绞痛发作时 ST 段≥0.1 mV，持续时间＞20 分钟，或血肌钙蛋白升高者，在有条件的医院可行急诊冠脉造影，考虑经皮冠脉成形术。

**(二)护理评估**

1.一般评估

(1)患者有无面色苍白、出冷汗、心率加快、血压升高。

(2)患者主诉有无心绞痛发作症状。

2.身体评估

(1)有无表情焦虑、皮肤湿冷、出冷汗。

(2)有无心律增快、血压升高。

(3)心尖区听诊是否闻及收缩期杂音，或听到第三心音或第四心音。

3.心理-社会评估

患者能否控制情绪，避免激动或愤怒，以减少心悸耗氧量；家属能否做到给予患者安慰及细心的照顾，并督促定期复查。

4.辅助检查结果的评估

(1)心电图有无 ST 段及 T 波异常改变。

(2)24 小时连续心电监测有无心肌缺血的改变。

(3)冠脉造影检查结果有无显示单支或多支病变。

(4)心脏标志物肌钙蛋白 T 的峰值是否超过正常对照值的百分位数。

5.常用药物治疗效果的评估

(1)硝酸酯类药物：心绞痛发作时，能及时舌下含化，迅速缓解疼痛。

(2)他汀类药物：长期服用可以维持 LDL-C 的目标值＜70 mg/dL，且不出现肝酶和肌酶升高等不良反应。

**(三)主要护理诊断/问题**

(1)胸痛：与心肌缺血、缺氧有关。

(2)活动无耐力:与心肌氧的供需失调有关。

(3)知识缺乏:缺乏控制诱发因素及预防心绞痛发作的知识。

(4)潜在并发症:心肌梗死。

**(四)护理措施**

**1.休息与活动**

(1)适量运动:应以有氧运动为主,运动的强度和时间因病情和个体差异而不同,必要时在监测下进行。

(2)心绞痛发作时:立即停止活动,就地休息。不稳定型心绞痛患者,应卧床休息,并密切观察。

**2.用药的指导**

(1)心绞痛发作时:立即舌下含化硝酸甘油,用药后注意观察患者胸痛变化情况,如3~5分钟后仍不缓解,隔5分钟后可重复使用。对于心绞痛发作频繁者,静脉滴注硝酸甘油时,患者及家属不要擅自调整滴速,以防低血压发生。部分患者用药后出现面部潮红、头部胀痛、头晕、心动过速、心悸等不适,应告知患者是药物的扩血管作用所致,不必有顾虑。

(2)应用他汀类药物时:应严密监测转氨酶及肌酸激酶等生化指标,及时发现药物可能引起的肝脏损害和肌病。采用强化降脂治疗时,应注意监测药物的安全性。

**3.心理护理**

安慰患者,解除紧张不安情绪,改变急躁易怒性格,保持心理平衡。告知患者及家属过劳、情绪激动、饱餐、用力排便、寒冷刺激等都是心绞痛发作的诱因,应注意避免。

**4.健康教育**

(1)疾病知识指导。①合理膳食:宜摄入低热量、低脂、低胆固醇、低盐饮食,多食蔬菜、水果和粗纤维食物如芹菜、糙米等,避免暴饮暴食,应少食多餐。②戒烟、限酒。③适量运动:应以有氧运动为主,运动的强度和时间因病情和个体差异而不同,必要时在监测下进行。④心理调适:保持心理平衡,可采取放松技术或与他人交流的方式缓解压力,避免心绞痛发作的诱因。

(2)用药指导:指导患者出院后遵医嘱用药,不擅自增减药量,自我检测药物的不良反应。外出时随身携带硝酸甘油以备急用。硝酸甘油遇光易分解,应放在棕色瓶内存放于干燥处,以免潮解失效。药瓶开封后每6个月更换1次,以确保疗效。

（3）病情检测指导：教会患者及家属心绞痛发作时的缓解方法，胸痛发作时应立即停止活动或舌下含服硝酸甘油。如连续含服 3 次仍不缓解，或心绞痛发作比以往频繁、程度加重、疼痛时间延长，应及时就医，警惕心肌梗死的发生。不典型心绞痛发作时，可能表现为牙痛、肩周炎、上腹痛等，为防治误诊，应尽快到医院做相关检查。

（4）及时就诊的指标。①心绞痛发作时，舌下含化硝酸酯类药物无效或重复用药仍未缓解。②心绞痛发作比以往频繁、程度加重、疼痛时间延长。

### （五）护理效果评估

（1）患者能坚持长期遵医嘱用药物治疗。

（2）心绞痛发作时，能立即停止活动，并舌下含服硝酸甘油。

（3）能预防和控制缺血症状，减低心肌梗死的发生。

（4）能戒烟、控制饮食和糖尿病治疗。

（5）能坚持定期门诊复查。

## 二、心肌梗死

### （一）疾病概述

#### 1.概念和特点

心肌梗死是心肌长时间缺血导致的心肌细胞死亡。为在冠状动脉病变的基础上，发生冠状动脉血供急剧减少或中断，使相应心肌严重而持久地急性缺血导致的心肌细胞死亡。急性心肌梗死临床表现有持久的胸骨后剧烈疼痛、发热、白细胞计数和血清心肌坏死标志物增高，以及心电图进行性改变；可发生心律失常、休克或心力衰竭，属急性冠脉综合征的严重类型。

#### 2.相关病理生理

主要出现左心室舒张和收缩功能障碍的一些血流动力学改变，其严重程度和持续时间取决于梗死的部位、程度和范围。心脏收缩力减弱、顺应性降低、心肌收缩不协调，左心室压力曲线最大上升速度（dp/dt）减低，左心室舒张末期压增高、舒张和收缩末期容量增多。射血分数减低，每搏输出量和心排血量下降，心率增快或有心律失常，血压下降。病情严重者，动脉血氧含量降低。急性大面积心肌梗死者，可发生泵衰竭——心源性休克或急性肺水肿。

#### 3.主要病因及诱因

急性心肌梗死的基本病因是冠脉粥样硬化。造成一支或多支管腔狭窄和心肌血供不足，而侧支循环未建立。在此基础上，一旦血供急剧减少或中断，使心肌严重而持久地急性缺血达 20～30 分钟以上,即可发生急性心肌梗死。

促使斑块破溃出血及血栓形成的诱因有以下几项。

(1)晨起 6 时至 12 时,交感神经活动增加,机体应激反应增强,心肌收缩力、心率、血压增高,冠状动脉张力增高。

(2)饱餐特别是进食多量高脂饮食后。

(3)重体力劳动、情绪过分激动、血压急剧升高或用力排便。

(4)休克、脱水、出血、外科手术或严重心律失常。

**4.临床表现**

与梗死的面积大小、部位、冠状动脉侧支循环情况密切相关。

(1)先兆:50%～81.2%的患者在发病前数天有乏力、胸部不适、活动时心悸、气急、烦躁、心绞痛等前驱症状。以初发心绞痛或原有心绞痛加重为最突出。心绞痛发作较以往频繁、程度较剧、持续较久、硝酸甘油疗效差、诱发因素不明显。

(2)症状。①疼痛:出现最早、最突出,多发生于清晨,尤其是晨间运动或排便时。疼痛的性质和部位与心绞痛相似,但程度更剧烈,多伴有大汗、烦躁不安、恐惧及濒死感,持续时间可达数小时或数天,休息和服用硝酸甘油不缓解。部分患者疼痛可向上腹部放射,而被误诊为急腹症或因疼痛向下颌、颈部、背部放射而误诊为其他疾病。少数患者无疼痛,一开始即表现为休克或急性心力衰竭。②全身症状:一般在疼痛发生后 24～48 小时出现发热、心动过速、白细胞增高或和红细胞沉降率增快等。体温可升高至 38 ℃左右,很少超过 39 ℃,持续约1 周。③胃肠道症状:疼痛剧烈时常伴恶心、呕吐、上腹胀痛。也可有肠胀气或呃逆。④心律失常:75%～95%的患者在起病 1～2 天内可发生心律失常,24 小时内最多见。⑤低血压和休克:疼痛发作期间血压下降常见,但未必是休克,如疼痛缓解而收缩压仍低于 10.6 kPa(80 mmHg),且患者表现为烦躁不安、面色苍白、皮肤湿冷、脉细而快、大汗淋漓、少尿、神志迟钝,甚至晕厥者为休克表现。⑥心力衰竭:发生率为 32%～48%,主要为急性左心衰竭。表现为呼吸困难、咳嗽、发绀、烦躁等症状,重者可发生肺水肿。随后可发生颈静脉怒张、肝大、水肿等右心衰竭表现,伴血压下降。

(3)体征:心率多增快,也可减慢,心律不齐。心尖部第一心音减弱,可闻及"奔马律";除急性心肌梗死早期血压可增高外,几乎所有患者都有血压下降。

(4)并发症:乳头肌功能失调或断裂、心脏破裂、栓塞、心室壁瘤、心肌梗死后综合征等。

5.辅助检查

(1)心电图。

特征性改变。①ST段抬高性心肌梗死心电图的特点:ST段抬高呈弓背向上型,在面向坏死区周围心肌损伤区的导联上出现;宽而深的Q波(病理性Q波),在面向透壁心肌坏死区的导联上出现;T波倒置,在面向损伤区周围心肌缺血区的导联上出现。②非ST段抬高性心肌梗死心电图的特点:无病理性Q波,有普遍性ST段压低≥0.1 mV,但aVR导联ST段抬高,或有对称性T波倒置,为心内膜下心肌梗死所致;无病理性Q波,也无ST段变化,仅有T波倒置变化。

动态性改变主要为ST段抬高心肌梗死的心电图演变过程:①在起病数小时内可无异常或出现异常高大两支不对称的T波,为超急性期改变。②数小时后,ST段明显抬高,弓背向上,与直立的T波连接,形成单向曲线;数小时至2天内出现病理性Q波同时R波减低,为急性期改变。③如果早期不进行治疗干预,抬高的ST段可在数日至2周内逐渐回到基线水平,T波逐渐平坦或倒置,为亚急性期改变。④数周至数月后,T波呈V形倒置,两支对称,为慢性期改变。T波倒置可永久存在,也可在数月至数年内逐渐恢复。

(2)超声心动图:二维和M型超声心动图有助于了解心室壁的运动和左心室功能,诊断室壁瘤和乳头肌功能失调等。

(3)放射性核检查:可显示心肌梗死的部位与范围,观察左心室壁的运动和左心室射血分数,有助于判定心室的功能、诊断梗死后造成的室壁运动失调和心室壁瘤。

6.治疗原则

尽早使心肌血液再灌注(到达医院后30分钟内开始溶栓或90分钟内行介入治疗),以挽救濒死的心肌,防止梗死面积扩大和缩小心肌缺血范围,保护和维持心脏功能,及时处理严重心律失常,泵衰竭和各种并发症,防治猝死,注重二级预防。

(1)一般治疗。①休息:患者未行再灌注治疗前,应绝对卧床休息,保持环境安静,防止不良刺激,解除焦虑。②给氧:常规给氧。③监测:急性期应常规安置于心脏重症监护病房,进行心电、血压、呼吸监测3～5天,除颤仪处于随时备用状态。④建立静脉通道:保持给药途径畅通。

(2)药物治疗。①吗啡或哌替啶:吗啡2～4 mg或哌替啶50～100 mg肌内注射解除疼痛,必要时5～10分钟后重复。注意低血压和呼吸功能抑制。②硝酸酯类药物:通过扩张冠状动脉增加冠状动脉血流以增加静脉容量。但下壁心肌梗死、可疑右室心肌梗死或明显低血压(收缩压低于 12.0 kPa)的患者,不适合使用。③阿司匹林:无禁忌者立即口服水溶性阿司匹林或嚼服肠溶性阿司匹林。一般首次剂量达到 150~300 mg,每天 1 次,3 天后,75~150 mg 每天 1 次长期维持。

(3)再灌注心肌。①经皮冠状动脉介入治疗:有条件的医院对具备适应证的患者应尽快实施经皮冠状动脉介入治疗,可获得更好的治疗效果。②溶栓疗法:无条件实行介入治疗或延误再灌注时机者,无禁忌证应立即(接诊后 30 分钟之内)溶栓治疗。发病 3 小时内,心肌梗死溶栓治疗血流完全灌注率高,获益最大。年龄≥75 岁者选择溶栓应慎重,并酌情减少溶栓药物剂量。

**(二)护理评估**

1.一般评估

(1)本次发病特点与目前病情:评估患者此次发病有无明显的诱因,胸痛发作的特征,尤其是起病的时间、疼痛剧烈程度、是否进行性加重,有无恶心、呕吐、乏力、头晕、呼吸困难等伴随症状,是否有心律失常、休克、心力衰竭的表现。

(2)患病及治疗经过:评估患者有无心绞痛发作史,患病的起始时间,患病后的诊治过程,是否遵医嘱治疗,目前用药及有关的检查等。

(3)危险因素评估:包括患者的年龄、性别、职业;有无家族史;了解患者有无肥胖、血脂异常、高血压、糖尿病等危险因素;有无摄入高脂饮食、吸烟等不良生活习惯,是否有充足的睡眠,有无锻炼身体的习惯;排便情况;了解工作与生活压力情况及性格特征等。

2.身体评估

(1)一般状态:观察患者的精神意识状态,尤其注意有无面色苍白、表情痛苦、大汗或神志模糊、反应迟钝甚至晕厥等表现。

(2)生命体征:观察体温、脉搏、呼吸、血压有无异常及其程度。

(3)心脏听诊:注意心率、心律、心音的变化,有无奔马律、心脏杂音及肺部啰音等。

3.心理-社会评估

急性心肌梗死时患者胸痛程度异常剧烈,可有濒死感,或行紧急溶栓、介入治疗,由此产生恐惧心理。由于心肌梗死使患者活动耐力和自理能力下降,生活上需要照顾;如患者入住重症监护室,面对一系列检查和治疗,加上对预后的担心、对工作于生活的影响等,易产生焦虑。

4.辅助检查结果的评估

(1)心电图:是否有心肌梗死的特征性、动态性变化,对心肌梗死者应加做右胸导联,判断有无右心室梗死。连续心电监测有无心律失常等。

(2)血液检查:定时抽血检测血清心肌标志物;评估血常规检查有无白细胞计数增高及血清电解质、血糖、血脂等指标异常。

5.常用药物治疗效果的评估

(1)硝酸酯类:遵医嘱给予舌下含化,动态评估患者胸疼是否缓解,注意血压及心电图的变化。

(2)β受体阻滞剂:评估患者是否知晓本药不可以随意停药或漏服,否则可引起心绞痛加剧或心肌梗死。交代患者饭前服,以保证药物疗效及患者安全用药。用药过程中的心率、血压、心电图检测,是否有诱发心力衰竭的可能性。

(3)血管紧张素转换酶抑制剂:本药常有刺激性干咳,具有适量降低血压作用,防止心室重构,预防心力衰竭。注意是否出现肾小球滤过率降低引起尿少;评估其有效性。出现干咳时,应评估干咳的原因,可能有以下因素引起:①血管紧张素转换酶抑制剂本身引起。②肺内感染引起,本原因引起的干咳往往伴有气促。③心力衰竭时也可引起干咳。

**(三)主要护理问题**

1.疼痛

胸痛与心肌缺血坏死有关。

2.活动无耐力

活动无耐力与氧的供需失调有关。

3.有便秘的危险

便秘的危险与进食少、活动少、不习惯床上大小便有关。

4.潜在并发症

潜在并发症包括心力衰竭、猝死。

**(四)护理措施**

1.休息指导

发病12小时内应绝对卧床休息,保持环境安静,限制探视,并告知患者和家属休息可以降低心肌耗氧量和交感神经兴奋性,有利于缓解疼痛,以取得合作。

2.饮食指导

起病后4～12小时内给予流质饮食,以减轻胃扩张。随后过渡到低脂、低胆固醇清淡饮食,提倡少食多餐。

3.给氧

鼻导管给氧,氧流量 2～5 L/min,以增加心肌氧的供应,减轻缺血和疼痛。

4.心理护理

疼痛发作时应有专人陪伴,允许患者表达内心感受,给予心理支持,鼓励患者树立战胜疾病的信心。告知患者住进重症监护室后病情的任何变化都在医护人员的严密监护下,并能得到及时的治疗,以缓解患者的恐惧心理。简明扼要地解释疾病过程与治疗配合,说明不良情绪会增加心肌耗氧量而不利于病情的控制。医护人员应紧张有序的工作,避免忙乱给患者带来的不安全感。监护仪器的报警声应尽量调低,以免影响患者休息,增加患者心理负担。

5.止痛治疗的护理

遵医嘱给予吗啡或哌替啶止痛,注意有无呼吸抑制等不良反应。给予硝酸酯类药物时应随时检测血压的变化,维持收缩压在 13.3 kPa(100 mmHg)及以上。

6.溶栓治疗的护理

(1)询问患者是否有溶栓禁忌证。

(2)协助医师做好溶栓前血常规、出凝血时间和血型等检查。

(3)迅速建立静脉通路,遵医嘱正确给予溶栓药物,注意观察有无不良反应:①变态反应,表现为寒战、发热、皮疹等;②低血压;③出血,包括皮肤黏膜出血、血尿、便血、咯血、颅内出血等,一旦出现应紧急处理。

(4)溶栓疗效观察,可根据下列指标间接判断溶栓是否成功:①胸痛 2 小时内基本消失;②心电图 ST 段于 2 小时内回降＞50％;③2 小时内出现再灌注性心律失常;④肌钙蛋白 I 或肌钙蛋白 T 峰值提前至发病后 12 小时内,血清肌酸激酶同工酶峰值提前出线(14 小时以内)。上述 4 项中②和④最重要。也可根据冠脉造影直接判断溶栓是否成功。

7.健康教育

除参见"心绞痛"的健康教育外,还应注意以下几点。

(1)疾病知识指导:指导患者积极进行二级预防,防止再次梗死和其他心血管事件。急性心肌梗死恢复后的患者应调节饮食,可减少复发,即低饱和脂肪和低胆固醇饮食,要求饱和脂肪占总热量的 7％以下,胆固醇＜200 mg/d。戒烟是心肌梗死后的二级预防中的重要措施,研究表明,急性心肌梗死后继续吸烟,再梗死和死亡的危险增高 22％～47％,每次随诊都必须了解并登记吸烟情况,积极劝导患者戒烟,并实施戒烟计划。

(2)心理指导:心肌梗死后患者焦虑情绪多来自对今后工作及生活质量的担心,应予以充分理解并指导患者保持乐观、平和的心情,正确对待自己的病情。告诉家属对患者要积极配合与支持,为其创造一个良好的身心修养环境,生活中避免对其施加压力,当患者出现紧张、焦虑或烦躁等不良情绪时,应给予理解和疏导,必要时争取患者工作单位领导和同事的支持。

(3)康复指导:加强运动康复锻炼,与患者一起制订个体化运动处方,指导患者出院后的运动康复训练。个人卫生、家务劳动、娱乐活动等也对患者有益。无并发症的患者,心肌梗死后6~8周可恢复性生活,性生活以不出现心率、呼吸增快持续20~30分钟、胸痛、心悸持续时间≤15分钟为度。经2~4个月体力活动锻炼后,酌情恢复部分或轻体力工作。但对重体力劳动、驾驶员、高空作业及其他精神紧张或工作量过大的工种,应予以更换。

(4)用药指导与病情监测:心肌梗死后患者因用药多、时间久、药品贵等,往往患者用药依从性低。需要采取形式多样的健康教育途径,应强调药物治疗的必要性,指导患者按医嘱服药,列举不遵医行为导致严重后果的病例,让患者认识到遵医用药的重要性,告知药物的用法、作用和不良反应,并教会患者定时测脉搏、血压,发护嘱卡或个人用药手册,定期电话随访,使患者"知、信、行"统一,提高用药依从性。若胸痛发作频繁、程度较重、时间较长,服用硝酸酯制剂疗效较差时,提示急性心血管事件,应及时就医。

(5)照顾者指导:心肌梗死是心脏性猝死的高危因素,应教会家属心肺复苏的基本技术以备急用。

(6)及时就诊的指标:①胸口剧痛。②剧痛放射至头、手臂、下颌。③出现出汗、恶心、甚至气促。④自测脉搏＜60次/分,应该暂停服药,来院就诊。

**(五)护理效果评估**

(1)患者主诉疼痛症状消失。

(2)能叙述限制最大活动量的指征,参与制订并遵循活动计划,活动过程中无并发症,主诉活动时耐力增强。

(3)能陈述预防便秘的措施,未发生便秘。

(4)未发生猝死,或发生致命性心律失常时得到了及时发现和处理。

(5)能自觉避免心力衰竭的诱发因素,未发生心力衰竭或心力衰竭得到了及时发现和处理。

# 第三节 心律失常

## 一、疾病概述

### (一)概念和特点

心律失常是指心脏冲动频率、节律、起源部位、传导速度或激动次序的异常。按其发生原理可分为冲动形成异常和冲动传导异常两大类。按照心律失常发生时心率的快慢,可分为快速性与缓慢性心律失常两大类。

心律失常可发生在没有明确心脏病或其他原因的患者。心律失常的后果取决于其对血流动力学的影响,可从心律失常对心、脑、肾灌注的影响来判断。轻者患者可无症状,一般表现为心悸,但也可出现心绞痛、气短、晕厥等症状。心律失常持续时间不一,有时仅持续数秒、数分,有时可持续数日以上,如慢性心房颤动。

### (二)相关病理生理

正常生理状态下,心搏的冲动起源于窦房结,并以一定的顺序传导于心房与心室,使心脏在一定频率范围内发生有规律的搏动。如果心脏内冲动的形成异常和/或传导异常,使整个心脏或其一部分的活动变为过快、过慢或不规则,或者各部分活动的程序发生紊乱,即形成心律失常。心律失常有多种不同的发生机制,如折返、自律性改变、触发活动和平行收缩等。然而,由于条件限制,目前能直接对人在体内心脏研究的仅限于折返机制,临床检查尚不能判断大多数心律失常的电生理机制。产生心律失常的电生理机制主要包括冲动发生异常、冲动传导异常以及触发活动。

### (三)主要病因与诱因

1.器质性心脏病

心律失常可见于各种器质性心脏病,其中以冠心病、心肌病、心肌炎和风湿性心脏病为多见,尤其在发生心力衰竭或急性心肌梗死时。

2.非心源性疾病

几乎其他系统疾病均可引发心律失常,常见的有内分泌失调、麻醉、低温、胸腔或心脏手术、中枢神经系统疾病及自主神经功能失调等。

3.酸碱失衡和电解质紊乱

各种酸碱代谢紊乱、钾代谢紊乱可使传导系统或心肌细胞的兴奋性、传导性异常而引起心律失常。

4.理化因素和中毒

电击可直接引起心律失常甚至死亡,中暑、低温也可导致心律失常。某些药物可引起心律失常,其机制各不相同,洋地黄、奎尼丁、氨茶碱等直接作用于心肌,洋地黄、夹竹桃、蟾蜍等通过兴奋迷走神经,拟肾上腺素药、三环类抗抑郁药等通过兴奋交感神经,可溶性钡盐、棉酚、排钾性利尿剂等引起低钾血症,窒息性毒物则引起缺氧诱发心律失常。

5.其他

发生在健康者的心律失常也不少见,部分病因不明。

**(四)临床表现**

心律失常的诊断大多数要靠心电图,但相当一部分患者可根据病史和体征作出初步诊断。详细询问发作时的心率快慢,节律是否规整,发作起止与持续时间,发作时是否伴有低血压、昏厥、心绞痛或心力衰竭等表现,及既往发作的诱因、频率和治疗经过,有助于心律失常的诊断,同时要对患者全身情况、既往治疗情况等进行全面的了解。

**(五)辅助检查**

1.心电图检查

心电图检查是诊断心律失常最重要的一项无创性检查技术。应记录12导联心电图,并记录清楚显示P波导联的心电图长条以备分析,通常选择V1导联或Ⅱ导联。必要时采用动态心电图,连续记录患者24小时的心电图。

2.运动试验

患者在运动时出现心悸、可作运动试验协助诊断。运动试验诊断心律失常的敏感性不如动态心电图。

3.食管心电图

解剖上左心房后壁毗邻食管,因此,插入食管电极导管并置于心房水平时,能记录到清晰的心房电位,并能进行心房快速起搏或程序电刺激。

4.心腔内电生理检查

心腔内电生理检查是将几根多电极导管经静脉和/或动脉插入,放置在心腔内的不同部位辅以8~12通道以上多导生理仪,同步记录各部位电活动,包括右心房、右心室、希氏束、冠状静脉窦(反映左心房、左心室电活动)。其适应证包括:①窦房结功能测定。②房室与室内传导阻滞。③心动过速。④不明原因晕厥。

5.三维心脏电生理标测及导航系统

三维心脏电生理标测及导航系统(三维标测系统)是近年来出现的新的标测技术,能够减少X线曝光时间,提高消融成功率,加深对心律失常机制的理解。

### (六)治疗原则

1.窦性心律失常

(1)若患者无心动过缓有关的症状,不必治疗,仅定期随诊观察。对于有症状的病窦综合征患者,应接受起搏器治疗。

(2)心动过缓-心动过速综合征患者发作心动过速,单独应用抗心律失常药物治疗可能加重心动过缓。应用起搏治疗后,患者仍有心动过速发作,可同时应用抗心律失常药物。

2.房性心律失常

(1)房性期前收缩:无须治疗。当有明显症状或因房性期前收缩触发室上行心动过速时,应给予治疗。治疗药物包括普罗帕酮、莫雷西嗪或β受体阻滞剂。

(2)房性心动过速:①积极寻找病因,针对病因治疗。②抗凝治疗。③控制心室率。④转复窦性心律。

(3)心房扑动。①药物治疗:减慢心室率的药物包括β受体阻滞剂、钙通道阻滞剂(维拉帕米、地尔硫䓬)或洋地黄制剂(地高辛、毛花苷C)。转复心房扑动的药物包括ⅠA(如奎尼丁)或ⅠC(如普罗帕酮)类抗心律失常药,如心房扑动患者合并冠心病、充血性心力衰竭等时,不用ⅠA或ⅠC类药物,应选用胺碘酮。②非药物治疗:直流电复律是终止心房扑动最有效的方法。其次食管调搏也是转复心房扑动的有效方法。射频消融可根治心房扑动。③抗凝治疗:持续性心房扑动的患者,发生血栓栓塞的风险明显增高,应给予抗凝治疗。

(4)心房颤动:应积极寻找心房颤动的原发疾病和诱发因素,进行相应处理。治疗包括:①抗凝治疗;②转复并维持窦性心律;③控制心室率。

3.房室交界区性心律失常

(1)房室交界区性期前收缩:通常无须治疗。

(2)房室交界区性逸搏与心律:一般无须治疗,必要时可起搏治疗。

(3)非阵发性房室交界区性心动过速:主要针对病因治疗。洋地黄中毒引起者可停用洋地黄,可给予钾盐、利多卡因或β受体阻滞剂治疗。

（4）与房室交界区相关的折返性心动过速：急性发作期应根据患者的基础心脏状况，既往发作的情况以及对心动过速的耐受程度作出适当处理。主要药物治疗如下。①腺苷与钙通道阻滞剂：为首选。起效迅速，不良反应为胸部压迫感、呼吸困难、面部潮红、窦性心动过缓、房室传导阻滞等。②洋地黄与β受体阻滞剂：静脉注射洋地黄可终止发作。对伴有心功能不全患者仍作首选。β受体阻滞剂也能有效终止心动过速，选用短效β受体阻滞剂较合适，如艾司洛尔。③普罗帕酮1～2 mg/kg静脉注射。④其他：食管心房调搏术、直流电复率等。

预防复发：是否需要给予患者长期药物预防，取决于发作的频繁程度以及发作的严重性。药物的选择可依据临床经验或心内电生理试验结果。

（5）预激综合征：对于无心动过速发作或偶有发作但症状轻微的预激综合征患者的治疗，目前仍存有争议。如心动过速发作频繁伴有明显症状，应给予治疗。治疗方法包括药物和导管消融。

4.室性心律失常

（1）室性期前收缩：首先应对患者室性期前收缩的类型、症状及其原有心脏病变做全面的了解；然后，根据不同的临床状况决定是否给予治疗，采取何种方法治疗以及确定治疗的终点。

（2）室性心动过速：一般遵循的原则如下。有器质性心脏病或有明确诱因应首先给以针对性治疗；无器质性心脏病患者发生非持续性短暂室速，如无症状或无血流动力学影响，处理的原则与室性期前收缩相同；持续性室性发作，无论有无器质性心脏病，应给予治疗。

（3）心室扑动与颤动：快速识别心搏骤停、高声呼救、进行心肺复苏，包括胸外按压、开放气道、人工呼吸、除颤、气管插管、吸氧、药物治疗等。

5.心脏传导阻滞

（1）房室传导阻滞：应针对不同病因进行治疗。一度与二度Ⅰ型房室阻止心室率不太慢者，无须特殊治疗。二度Ⅱ型与三度房室阻滞如心室率显著缓慢，伴有明显症状或血流动力学障碍，甚至Adams-Strokes综合征发作者，应给予起搏治疗。

（2）室内传导阻滞：慢性单侧束支阻滞的患者如无症状，无须接受治疗。双分支与不完全性三分支阻滞有可能进展为完全性房室传导阻滞，但是否一定发生及何时发生均难以预料，不必常规预防性起搏器治疗。急性前壁心肌梗死发生双分支、三分支阻滞，或慢性双分支、三分支阻滞，伴有晕厥或阿斯综合征发作者，则应及早考虑心脏起搏器治疗。

## 二、护理评估

### (一)一般评估

心律失常患者的生命体征,发作间歇期无异常表现。发作期则出现心悸、气短、不敢活动,心电图显示心率过快、过慢、不规则或暂时消失而形成窦性停搏。

### (二)身体评估

发作时体格检查应着重于判断心律失常的性质及心律失常对血流动力学状态的影响。听诊心音了解心室搏动率的快、慢和规则与否,结合颈静脉搏动所反映的心房活动情况,有助于作出心律失常的初步鉴别诊断。缓慢(<60 次/分)而规则的心率为窦性心动过缓,快速(>100 次/分)而规则的心率常为窦性心动过速。窦性心动过速较少超过 160 次/分,心房扑动伴 2:1 房室传导时心室率常固定在 150 次/分左右。不规则的心律中以期前收缩为最常见,快而不规则者以心房颤动或心房扑动、房速伴不规则房室传导阻滞为多。心律规则而第一心音强弱不等(大炮音),尤其是伴颈静脉搏动间断不规则增强(大炮波),提示房室分离,多见于完全性或室速。

### (三)心理-社会评估

心律失常患者常有焦虑、恐惧等负性情绪,护理人员应做好以下几点:①帮助患者认识到自己的情绪反应,承认自己的感觉,指导患者使用放松术。②安慰患者,告诉患者较轻的心律失常通常不会威胁生命。有条件时安排单人房间,避免与其他焦虑患者接触。③经常巡视病房,了解患者的需要,帮助其解决问题,如主动给患者介绍环境,耐心解答有关疾病的问题等。

### (四)辅助检查结果的评估

1.心电图检查

心律失常发作时的心电图记录是确诊心律失常的重要依据。应记录 12 导联心电图,包括较长的 II 或 V1 导联记录。注意 P 和 QRS 波形态、P-QRS 关系、P-P、P-R 与 R-R 间期,判断基本心律是窦性还是异位。通过逐个分析提早或延迟心搏的性质和来源,最后判断心律失常的性质。

2.动态心电图

对心律失常的检出率明显高于常规心电图,尤其是对易引起猝死的恶性心律失常的检出尤为有意义。对心律失常的诊断优于普通心电图。

3.运动试验

运动试验可增加心律失常的诊断率和敏感性,是对 DCG 很好的补充,但运动试验有一定的危险性,需严格掌握禁忌证。

4.食管心电图

食管心电图是食管心房调搏最佳起搏点判定的可靠依据,更能在心律失常的诊断与鉴别诊断方面起到特殊而独到的作用。食管心电图与心内电生理检查具有高度的一致性,为导管射频消融术根治 PSVT 提供可靠的分型及定位诊断。亦有助于不典型的预激综合征患者确立诊断。

5.心腔内电生理检查

心腔内电生理检查为有创性电生理检查,除能确诊缓慢性和快速性心律失常的性质外,还能在心律失常发作间隙应用程序电刺激方法判断窦房结和房室传导系统功能,诱发室上性和室性快速性心律失常,确定心律失常起源部位,评价药物与非药物治疗效果,以及为手术、起搏或消融治疗提供必要的信息。

**(五)常用药物治疗效果的评估**

(1)治疗缓慢性心律失常一般选用增强心肌自律性和/或加速传导的药物,如拟交感神经药、迷走神经抑制药或碱化剂(克分子乳酸钠或碳酸氢钠)。护理评估:①服药后心悸、乏力、头晕、胸闷等临床症状有无改善。②有无不良反应发生。

(2)治疗快速性心律失常选用减慢传导和延长不应期的药物,如迷走神经兴奋剂,拟交感神经药间接兴奋迷走神经或抗心律失常药物。护理评估:①用药后的疗效,有无严重不良反应发生。②药物疗效不佳时,考虑电转复或射频消融术治疗,并做好术前准备。

(3)临床上抗心律失常药物繁多,药物的分类主要基于其对心肌的电生理学作用。治疗缓慢性心律失常的药物,主要提高心脏起搏和传导功能,如肾上腺素类药物(肾上腺素、异丙肾上腺素),拟交感神经药如阿托品、山莨菪碱,β受体兴奋剂如多巴胺类、沙丁胺醇等。

(4)及时就诊的指标:①心动过速发作频繁伴有明显症状如低血压、休克、心绞痛、心力衰竭或晕厥等。②出现洋地黄中毒症状。

## 三、主要护理诊断/问题

**(一)活动无耐力**

与心律失常导致心悸或心排血量减少有关。

**(二)焦虑**

与心律失常反复发作,对治疗缺乏信心有关。

### (三)有受伤的危险

与心律失常引起的头晕、晕厥有关。

### (四)潜在并发症

心力衰竭、脑栓塞、猝死。

## 四、护理措施

### (一)体位与休息

当心律失常发作导致胸闷、心悸、头晕等不适时采取高枕卧位、半卧位或其他舒适体位,尽量避免左侧卧位,以防左侧卧位时感觉到心脏搏动而加重不适。有头晕、晕厥发作或曾有跌倒病史者应卧床休息。保证患者充分的休息与睡眠,必要时遵医嘱给予镇静剂。

### (二)给氧

伴呼吸困难、发绀等缺氧表现时,给予 2～4 L/min 氧气吸入。

### (三)饮食

控制膳食总热量,以维持正常体重为度,40 岁以上者尤应预防发胖。一般以体质指数(BMI)20～24 为正常体重。或以腰围为标准,一般以女性≥80 cm,男性≥85 cm 为超标。超重或肥胖者应减少每天进食的总热量,以低脂、低胆固醇膳食,并限制酒及糖类食物的摄入。严禁暴饮暴食。以免诱发心绞痛或心肌梗死。合并高血压或心力衰竭者,应同时限制钠盐。避免摄入刺激性食物如咖啡、浓茶等,保持大便通畅。

### (四)病情观察

严密进行心电监测,出现异常心律变化,如 3～5 次/分的室性期前收缩或阵发性室性心动过速,窦性停搏、二度Ⅱ型或三度房室传导阻滞等,立即通知医师。应将急救药物备好,需争分夺秒地迅速给药。有无心悸、胸闷、胸痛、头晕、晕厥等。检测电解质变化,尤其是血钾。

### (五)用药指导

接受各种抗心律失常药物治疗的患者,应在心电监测下用药,以便掌握心律的变化情况和观察药物疗效。密切观察用药反应,严密观察穿刺局部情况,谨防药物外渗。皮下注射给予抗凝溶栓及抗血小板药时,注意更换注射部位,避免按摩,应持续按压 2～3 分钟。严格按医嘱给药,避免食用影响药物疗效的食物。

用药前、中、后注意心率、心律、PR 间期、QT 间期等变化,以判断疗效和有无不良反应。

### (六)除颤的护理

持续性室性心动过速患者,应用药物效果不明显时,护士应密切配合医师将除颤器电源接好,检查仪器性能是否完好,备好电极板,以便及时顺利除颤。对于缓慢型心律失常患者,应用药物治疗后仍不能增加心率,且病情有所发展或反复发作阿斯综合征时,应随时做好安装人工心脏起搏器的准备。

### (七)心理护理

向患者说明心律失常的治疗原则,介绍介入治疗如心导管射频消融术或心脏起搏器安置术的目的及方法,以消除患者的紧张心理,使患者主动配合治疗。

### (八)健康教育

1.疾病知识指导

向患者及家属讲解心律失常的病因、诱因及防治知识。

2.生活指导

指导患者劳逸结合,生活规律,保证充足的休息与睡眠。无器质性心脏病者应积极参加体育锻炼。保持情绪稳定,避免精神紧张、激动。改变不良饮食习惯,戒烟、酒、避免浓茶、咖啡、可乐等刺激性食物。保持大便通畅,避免排便用力而加重心律失常。

3.用药指导

嘱患者严格按医嘱按时按量服药,说明所用药物的名称、剂量、用法、作用及不良反应,不可随意增减药物的剂量或种类。

4.制订活动计划

评估患者心律失常的类型及临床表现,与患者及家属共同制订活动计划。对无器质性心脏病的良性心律失常患者,鼓励其正常工作和生活,保持心情舒畅,避免过度劳累。窦性停搏、第二度Ⅱ型或第三度房室传导阻滞、持续性室速等严重心律失常患者或快速心室率引起血压下降者,应卧床休息,以减少心肌耗氧量。卧床期间加强生活护理。

5.自我监测指导

教会患者及家属测量脉搏的方法,心律失常发作时的应对措施及心肺复苏术,以便于自我检测病情和自救。对安置心脏起搏器的患者,讲解自我监测与家庭护理方法。

6.及时就诊的指标

(1)当出现头晕、气促、胸闷、胸痛等不适症状。

(2)复查心电图发现异常时。

**五、护理效果评估**

(1)患者及家属掌握自我监测脉搏的方法,能复述疾病发作时的应对措施及心肺复苏术。

(2)患者掌握发生疾病的诱因,能采取相应措施尽可能避免诱因的发生。

(3)患者心理状态稳定,养成正确的生活方式。

(4)患者未发生猝死或发生致命性心律失常时能得到及时发现和处理。

# 第四节 心力衰竭

**一、疾病概述**

**(一)概念和特点**

心力衰竭,由于心脏泵血功能减弱,不能搏出同静脉回流及身体组织代谢所需相称的血液供应。往往由各种疾病引起心肌收缩能力减弱,从而使心脏的血液输出量减少,不足以满足机体的需要,并由此产生一系列症状和体征。

心力衰竭的发病率正逐年上升,一方面是心血管事件后幸存者增多,一方面是由于老年人口的增加。

按心力衰竭发展的速度可分为急性和慢性两种,以慢性居多。急性者以左心衰竭较常见,主要表现为急性肺水肿。

根据心力衰竭发生的部位可分为左心、右心和全心衰竭。左心衰竭的特征是肺循环淤血;右心衰竭以体循环淤血为主要表现。

**(二)相关病理生理**

心力衰竭时的病理生理改变十分复杂,当基础心脏病损及心功能时,机体首先发生多种代偿机制。这些机制可使心功能在一定的时间内维持在相对正常的水平,但这些代偿机制也均有负性的效应。各种不同机制相互作用衍生出更多反应,当心肌不能维持充分的心排血量来满足外周循环的需求时,将导致心力衰竭的发生。

### (三)心力衰竭的病因与诱因

**1.基本病因**

(1)前负荷过重:心室舒张回流的血量过多,如主动脉瓣或二尖瓣关闭不全,室间隔缺损,动脉导管未闭等均可使左心室舒张期负荷过重,导致左心衰竭;先天性房间隔缺损可使右心室舒张期负荷过重,导致右心衰竭。贫血、甲状腺功能亢进等高心排血量疾病,由于回心血量增多,加重左、右心室的舒张期负荷,而导致全心衰竭。

(2)后负荷过重:如高血压、主动脉瓣狭窄或左心室流出道梗阻,使左心室收缩期负荷加重,可导致左心衰竭。肺动脉高压,右心室流出道梗阻,使右心室收缩期负荷加重,可导致右心衰竭。

(3)心肌收缩力的减弱:常见的如由于冠状动脉粥样硬化所引起的心肌缺血或坏死,各种原因的心肌炎(病毒性、免疫性、中毒性、细菌性),原因不明的心肌病,严重的贫血性心脏病及甲状腺功能亢进性心脏病等,心肌收缩力均可有明显减弱,导致心力衰竭。

(4)心室收缩不协调:冠心病心肌局部严重缺血招致心肌收缩无力或收缩不协调,如室壁瘤。

(5)心室顺应性减低:如心室肥厚、肥厚性心肌病,心室的顺应性明显减低时,可影响心室的舒张而影响心脏功能。

**2.心力衰竭的诱因**

(1)感染:病毒性上感和肺部感染是诱发心力衰竭的常见诱因,感染除可直接损害心肌外,发热使心率增快也加重心脏的负荷。

(2)过重的体力劳动或情绪激动。

(3)心律失常:尤其是快速性心律失常,如阵发性心动过速、心房颤动等,均可使心脏负荷增加,心排血量减低,而导致心力衰竭。

(4)妊娠分娩:妊娠期孕妇血容量增加,分娩时由于子宫收缩,回心血量明显增多,加上分娩时的用力,均加重心脏负荷。

(5)输液(或输血过快或过量):液体或钠的输入量过多,血容量突然增加,心脏负荷过重而诱发心力衰竭。

(6)严重贫血或大出血:使心肌缺血缺氧,心率增快,心脏负荷加重。

### (四)临床表现

**1.左心衰竭**

主要表现为肺循环淤血的症状。患者表现为疲倦乏力,呼吸困难是左心衰竭的最早和最常见的症状呼吸困难,初起为劳力性呼吸困难,阵发性呼吸困难是左心衰竭的典型表现,多于熟睡之中发作,严重者有窒息感,被迫坐起,咳嗽频繁,出现严重的呼吸困难。

2.右心衰竭

主要表现为体循环淤血的症状。上腹部胀满是右心衰竭较早的症状。表现为下肢呈凹陷性水肿,下肢水肿多于傍晚出现或加重,休息一夜后可减轻或消失,重症者可波及全身。患者也可有颈静脉怒张,食欲缺乏,恶心呕吐,尿少,夜尿,饮水与排尿分离现象等。

(五)辅助检查

1.实验室检查

血常规、尿常规、生化、肝肾功能及甲状腺功能检查(以了解其病因及诱因及潜在的护理问题)。

2.心电图检查

心电图示心房和/或心室肥大、ST-T改变、各种心律失常等异常表现。

3.X线检查

左心衰竭可见心影增大,心脏搏动减弱,肺门阴影增大,肺淤血征等。右心衰竭可见心影增大,上腔静脉增宽,右房、右室增大,可伴有双侧或单侧胸腔积液。可显示出心影的大小及外形,根据心脏扩大的程度和动态变化可间接反映心脏的功能。也可以诊断有无肺淤血。

4.超声心动图检查

比X线检查提供更准确的各心腔大小的变化及心瓣膜结构及功能情况。还可以用于估计心脏的收缩和舒张功能。

(六)主要治疗原则

心力衰竭治疗的原则:强心、利尿、扩血管的治疗原则

1.应用洋地黄类药物

洋地黄类药物可增强心肌收缩力,改善心力衰竭症状。治疗常用的有地高辛口服 0.25 mg/d;或应用毛花苷 C 药物,每次 0.2～0.4 mg 稀释后静脉缓慢注射。

2.应用利尿剂

利尿剂可增加心力衰竭患者的尿钠排出,减轻体内液体潴留,降低静脉压,减轻前负荷,减轻水肿。

常用的有呋塞米(速尿)20～40 mg 静脉注射,或口服呋塞米 20 mg,1～2 次/天,或口服氢氯噻嗪 25 mg,1 次/隔日、螺内酯口服 20 mg,3 次/天。

### 3.血管扩张药应用

血管扩张要可用来增加静脉血管容量,提高射血分数,减缓心室功能减退的进程,减小心脏体积。常用的药物有硝普钠、硝基甘油或酚妥拉明静脉注射。

### 4.其他对症治疗

吸氧,适当应用抗生素控制感染。

## 二、护理评估

### (一)一般评估

#### 1.生命体征

心力衰竭时患者体温可正常或偏高;心率加快或有心律不齐;呼吸频率常达每分钟 30～40 次;血压测定可发现患者有一过性的高血压,病情如不缓解,血压可持续下降直至休克。

#### 2.患者主诉

有无疲倦、乏力、咳嗽与心慌气短等症状。

#### 3.相关记录

体重、体位、饮食、皮肤、出入量等记录结果。

### (二)身体评估

#### 1.视诊

面部颜色(贫血)、口唇有无发绀、颈静脉充盈情况:有无颈静脉怒张(右心衰竭的主要体征)。

#### 2.触诊

(1)测量腹围:观察有无腹水征象;观察平卧时背部有无水肿出现(心源性水肿的特点是水肿首先出现在身体下垂部位)。

(2)有无肝脏肿大(结合 B 超结果综合考虑)。

(3)下肢无凹陷性水肿情况:从踝内侧开始检查,逐渐向上,根据每天下肢水肿的部位记录情况与患者尿量情况作动态的综合分析,判断水肿是否减轻,心力衰竭治疗是否有效。

#### 3.叩诊

心界有无扩大(结合 X 线结果综合考虑)。

**4.听诊**

两肺满布湿啰音和哮鸣音;心尖部第一心音减弱,频率快,同时有舒张早期第三心音而构成奔马律;肺动脉瓣第二心音亢进(结合病例综合考虑)。

**(三)心理-社会评估**

患者在疾病治疗过程中的心理反应与需求,家庭及社会支持情况,引导患者正确配合疾病的治疗与护理。

**(四)辅助检查阳性结果**

**1.心电图**

心率(律)是否有改变;心电图 ST 段是否有洋地黄作用样改变;反应左、右心室肥厚的电压是否有改变。

**2.电解质**

心力衰竭可引起电解质紊乱常发生于心力衰竭治疗过程中,尤其多见于多次或长期应用利尿剂后,其中低血钾和失盐性低钠综合征最为多见,所以需要结合出入量与生化检查结果综合做动态的分析。

**(五)心功能分级评估**

根据患者的情况综合分析,做出心功能的分级。心功能的分级判断采用美国纽约心脏病学会 1928 年心功能分级标准见下列分级。

Ⅰ级:患者患有心脏病但活动量不受限制,平时一般活动不引起疲乏、心悸、呼吸困难或心绞痛。

Ⅱ级:心脏病患者的体力活动受到轻度的限制,休息时无自觉症状,但平时一般活动下可出现疲乏、心悸、呼吸困难或心绞痛。

Ⅲ级:心脏病患者体力活动明显限制,小于平时一般活动即引起上述的症状。

Ⅳ级:心脏病患者不能从事任何体力活动。休息状态下也出现心力衰竭的症状,体力活动后加重。

**(六)心力衰竭治疗常用药效果的评估**

**1.应用洋地黄类药评估要点**

(1)用药剂量/天、用药的方法(静脉注射、口服)的评估与记录。

(2)心率、心律的评估:有无心律失常(心率的快慢、强弱;节律是否规整)。

(3)有无洋地黄类药物中毒的表现。①患者主诉:有无食欲缺乏、恶心、呕吐、腹泻、腹痛。②有无心律的变化:心律突然转变,是诊断洋地黄中毒的重要依据。如心率突然显著减慢或加速,由规则转为有特殊规律的不规则,或由不规则转为规则,均应引起重视。洋地黄引起的不同程度的窦房和房室传导阻滞,应用洋地黄过程中出现室上性心动过速伴房室传导阻滞是洋地黄中毒的特征性表现。③有无神经系统表现:有无头痛、失眠、忧郁、眩晕,甚至神志错乱。④有无视觉改变:患者有无出现黄视或绿视以及复视。

2.应用利尿剂评估要点

(1)准确记录患者出入量(尤其是尿量/24小时):大量利尿可引起血容量过度降低,心排血量下降,血尿素氮增高。患者皮肤弹性减低,出现直立性低血压和少尿。

(2)血生化检查的结果:长期使用噻嗪类利尿剂有可能导致水、电解质紊乱,产生低钠、低氯和低钾血症。

3.应用血管扩张药的评估要点

(1)患者自觉症状:有无面部潮红及头痛症状。

(2)有无低血压:应用血管扩张剂治疗过程中,患者常常出现一过性的低血压,同时伴有恶心、呕吐、出汗,心悸等症状,所以要严密观察患者血压的变化。

(3)有无心动过速:因药物扩张血管后引起反射性交感神经兴奋所致。

### 三、主要护理问题

#### (一)气体交换受阻

与左心衰竭致肺淤血有关。

#### (二)体液过多

与右心衰竭致体循环淤血、水钠潴留、低蛋白血症有关。

#### (三)活动无耐力

与心排血量减少有关。

#### (四)潜在并发症

洋地黄中毒、电解质紊乱、低血压。

### 四、主要护理措施

#### (一)适当休息

休息是减轻心脏负担的重要方法,可使机体耗氧明显减少,使肾供血增加,有利于水肿的减退。除午睡外,下午宜增加数小时卧床休息。急性期和重症心力衰竭时应卧床休息,待心功能好转后应下床做轻微的活动,如果出现脉搏＞110 次/分,或比休息时加快 20 次/分,有心慌、气急、心绞痛发作或异搏感时,应停止活动并休息。

**(二)合理饮食**

饮食在心功能不全的康复中非常重要,应给予低钠、低热量、清淡易消化,足量维生素的饮食,还应少食多餐,因饱餐可诱发或加重心力衰竭。

**(三)用药护理**

应严格按医嘱用药,并注意观察常用药的毒副作用,发现问题及时处理,控制输液速度等。

**(四)心理护理**

多关心体贴患者,使患者保持良好的情绪,因为过分紧张往往更易诱发急性心力衰竭。

**(五)皮肤护理**

慢性心力衰竭患者常被迫采取右侧卧位,加之身体部位水肿,所以应加强右侧骨隆突处皮肤的护理,可为患者定时翻身、绝不按摩、防止皮肤擦伤,预防压疮。

**(六)健康教育**

1.饮食指导

宜低盐(通常饮食中含盐量≤2.5 g/d)、清淡、富营养的饮食,多吃含钾丰富的食物(橙子、香蕉、西红柿、菠菜等)。

2.用药原则

按时、正确服用相关药物,让患者了解常用药物不良反应及自我观察要点。

3.预防感染的措施

注意保暖,防止受凉,尤其是要避免呼吸道感染。

4.适当活动计划

制订个体化的活动计划,注意休息,避免过度劳累。

5.自我观察

教会患者出院后的某些重要指标的自我监测,如血压、心率、体重监测(同一时间称体重,穿同样的衣服)、尿量监测、下肢水肿的监测并正确记录。

6.就诊的指标

告诉患者如果出现下列任何一种情况,请速到医院就诊。

(1)劳累后、特别是平卧时感到呼吸困难。

（2）夜间睡眠中突然憋醒。

（3）频繁的咳嗽。

（4）面部、腹部、脚部肿胀。

（5）体重在短期内明显增加（2 天内增加 1.4 kg 或 1 周增加 1.4～2.3 kg）。

（6）其他相关不舒服的症状。

**五、护理效果评估**

（1）患者自觉症状好转（呼吸困难减轻、发绀好转）。

（2）患者心率由快变慢，由心律不齐到心律整齐。

（3）患者尿量增加、体重减轻、水肿减轻。

（4）根据患者心界的动态变化观察扩大的心脏逐渐缩小。

（5）患者自觉症状好转，食欲增加。

# 第五节　心脏瓣膜病

**一、疾病概述**

心脏瓣膜病是指心脏瓣膜存在结构和/或功能异常，是一组重要的心血管疾病。瓣膜开放使血流向前流动，瓣膜关闭则可防止血液反流。瓣膜狭窄，使心腔压力负荷增加；瓣膜关闭不全，使心腔容量负荷增加。这些血流动力学改变可导致心房或心室结构改变或功能异常，最终表现出心力衰竭、心律失常等临床表现。病变可累及一个或多个瓣膜。临床上以二尖瓣最常受累，其次为主动脉瓣。

风湿炎症导致的瓣膜损害称为风湿性心脏病，简称风心病。随着生活及医疗条件的改善，风湿性心脏病的人群患病率正在下降，但我国瓣膜性心脏病仍以风湿性心脏病最为常见。另外，黏液性变性及老年瓣膜钙化退行性改变所致的心脏瓣膜病日益增多。不同病因易累及的瓣膜也不一样，风湿性病心脏病患者中二尖瓣最常受累，其次是主动脉瓣；而老年退行性变瓣膜病以主动脉瓣膜病最为常见，其次是二尖瓣。在我国，二尖瓣狭窄 90% 以上为风湿性，风心病二尖瓣狭窄多见于 20～40 岁的青中年人，2/3 为女性。本节主要介绍二尖瓣狭窄与关闭不全，主动脉瓣狭窄与关闭不全。

### (一)二尖瓣狭窄

**1.概念和特点**

二尖瓣狭窄最常见的病因是风湿热,急性风湿热后至少需 2 年形成明显二尖瓣狭窄,通常需要 5 年以上的时间,故风湿性二尖瓣狭窄一般在 40~50 岁发病。女性患者居多约占 2/3。

**2.相关病理生理**

正常二尖瓣口面积为 4~6 cm²,瓣口面积减小至 1.5~2.0 cm² 属轻度狭窄;1.0~1.5 cm² 属中度狭窄;<1.0 cm² 属重度狭窄。

风湿性二尖瓣狭窄的基本病理变化为瓣叶和腱索的纤维化和挛缩,瓣叶交界面相互粘连,这些病变使瓣膜位置下移,严重者呈漏斗状,致瓣口狭窄,限制瓣膜活动和开放,瓣口面积缩小,血流受阻。

**3.主要病因及诱因**

风湿热是二尖瓣狭窄的主要病因,是由 A 组 β 溶血性链球菌咽峡炎导致的一种反复发作的急性或慢性全身性结缔组织炎症。

**4.临床表现**

(1)症状:一般二尖瓣中度狭窄(瓣口面积<1.5 cm²)始有临床症状。临床症状有以下几点。①呼吸困难:呼吸困难是最常见的早期症状,常因劳累、情绪激动、妊娠、感染或快速性心房颤动时最易被诱发。随狭窄加重,可出现静息时呼吸困难、夜间阵发性呼吸困难、和端坐呼吸。②咳嗽:多为干咳无痰或泡沫痰,并发感染时咳黏液样或脓痰。③咯血:可有痰中带血或血痰,突然大咯血常见于严重二尖瓣狭窄早期。伴有突发剧烈胸痛者要注意肺梗死。④其他:少数患者可有声音嘶哑、吞咽困难、血栓栓塞等。

(2)体征:重度狭窄者患者呈"二尖瓣面容"口唇及双颧发绀。心前区隆起;心尖部可触及舒张期震颤;典型体征是心尖部可闻及局限性、低调、隆隆样的舒张中晚期杂音。

(3)常见的并发症:心房颤动、急性肺水肿、血栓栓塞、右心衰竭、感染性心内膜炎、肺部感染等。

**5.辅助检查**

(1)X 线检查:二尖瓣轻度狭窄时,X 线表现可正常。中、重度狭窄而致左心房显著增大时,心影呈梨形。

(2)心电图:左心房增大,可出现"二尖瓣型 P 波",P 波宽度>0.12 秒伴切迹。QRS 波群示电轴右偏和右心室肥厚。

（3）超声心动图:行 M 型超声检查示二尖瓣前叶活动曲线 EF 斜率降低,双峰消失,前后叶同向运动,呈"城墙样"改变。二维超声心动图可显示狭窄瓣膜的形态和活动度,测量瓣膜口面积。彩色多普勒血流显像可实时观察二尖瓣狭窄的射流。经食管超声心动图有利于左心房附壁血栓的检出。

**6.治疗原则**

（1）一般治疗:①有风湿活动者,应给予抗风湿治疗。长期甚至终身应用苄星青霉素 120 万 U,每 4 周肌内注射 1 次,每次注射前常规皮试。②呼吸困难者减少体力活动,限制钠盐摄入,口服利尿剂,避免和控制诱发急性肺水肿的因素。③无症状者避免剧烈活动,每 6～12 个月门诊随访。

（2）并发症治疗。①心房颤动:急性快速心房颤动时,要立即控制心室率;可先注射洋地黄类药物如去乙酰毛花苷注射液(毛花苷 C),效果不满意时,可静脉注射硫氮唑酮或艾司洛尔。必要时电复律。慢性心房颤动患者应争取介入或者外科手术解决狭窄。对于心房颤动病史<1 年,左房内径<60 mm 且窦房结或房室结功能障碍者,可考虑电复律或药物复律。②急性肺水肿:处理原则与急性左心衰竭所致的肺水肿相似。③预防栓塞:若无抗凝禁忌,可长期服用华法林。

**(二)二尖瓣关闭不全**

**1.概念和特点**

二尖瓣关闭不全常与二尖瓣狭窄同时存在,亦可单独存在。二尖瓣的组成包括四个部分:瓣叶、瓣环、腱索和乳头肌,其中任何一个发生结构异常或功能失调,均可导致二尖瓣关闭不全。

**2.相关病理生理**

风湿性炎症引起的瓣叶僵硬、变性、瓣缘卷缩、连接处融合及腱索融合缩短,使心室收缩时两瓣叶不能紧密闭合。

**3.主要病因及诱因**

风湿性瓣叶损害最常见,占二尖瓣关闭不全的 1/3,女性为多。任何病因引起左心室增大、瓣环退行性变及钙化均可造成二尖瓣关闭不全。腱索先天性异常、自发性断裂。冠状动脉灌注不足可引起乳头肌缺血、损伤、坏死、纤维化和功能障碍。

二尖瓣关闭不全的主要病理生理变化,是左心室每搏喷射出的血流一部分反流入左心房,使前向血流减少,同时使左心房负荷和左心室舒张期负荷增加,从而引起一系列血流动力学变化。

**4.临床表现**

(1)症状:轻度二尖瓣关闭不全可终身无症状,或仅有轻微劳力性呼吸困难,严重反流时有心排血量减少,突出症状是疲劳无力,肺淤血的症状如呼吸困难出现较晚。

(2)体征:心尖冲动明显,向左下移位。心尖区可闻及全收缩期高调吹风样杂音,向左腋下和左肩胛下区传导。

(3)并发症:与二尖瓣狭窄相似,相对而言,感染性心内膜炎较多见,而体循环栓塞较少见。

**5.辅助检查**

(1)X线检查:慢性重度狭窄常见左心房、左心室增大;左心衰竭时可见肺淤血和间质性肺水肿征。

(2)心电图:慢性重度二尖瓣关闭不全,主要为左心房肥厚心电图表现,部分有左心室肥厚和非特异性 ST-T 改变,少数有右心室肥厚征,心房颤动常见。

(3)超声心动图:行 M 型超声和二维超声心动图检查不能确定二尖瓣关闭不全。脉冲多普勒超声和彩色多普勒血流显像可在二尖瓣左心房侧探及明显收缩期反流束,确诊率几乎达到 100%,且可半定量反流程度。二维超声可显示二尖瓣结构的形态特征,有助于明确病因。

(4)其他:放射性核素心室造影、左心室造影有助于评估反流程度。

**6.治疗原则**

(1)内科治疗:包括预防风湿活动和感染性心内膜炎,针对并发症治疗,一般为术前过渡措施。

(2)外科治疗:为恢复瓣膜关闭完整性的根本措施,包括瓣膜修补术和人工瓣膜置换术。

**(三)主动脉瓣狭窄**

**1.概念和特点**

主动脉瓣狭窄指主动脉瓣病变引起主动脉瓣开放受限、狭窄,导致左心室到主动脉内的血流受阻。风湿性主动脉瓣狭窄大多伴有关闭不全或二尖瓣病变。

**2.相关病理生理**

风湿性炎症导致瓣膜交界处粘连融合,瓣叶纤维化、僵硬、钙化和挛缩畸形,引起主动脉瓣狭窄。

正常成人主动脉瓣口面积 $\geq 3.0$ cm²,当瓣口面积减少一半时,收缩期仍无明显跨瓣压差;当瓣口面积 $\leq 1.0$ cm² 时,左心室收缩压明显升高,跨瓣压差显著。主动脉瓣狭窄使左室射血阻力增加,左室向心性肥厚,室壁顺应性降低,引起左室舒张末压进行性升高,左房代偿性肥厚。最终因心肌缺血和纤维化等导致左心衰竭。

**3.主要病因及诱因**

主动脉瓣狭窄的病因有3种,即先天性病变、退行性变和炎症性病变。单纯性主动脉瓣狭窄,多为先天性或退行性变,极少数为炎症性,且男性多见。

**4.临床表现**

(1)症状:早期可无症状,直至瓣口面积≤1.0 cm² 时才出现与每搏输出量减少及脉压增大有关的心悸、心前区不适、头部静脉强烈搏动感等。心绞痛、晕厥和心力衰竭是典型主动脉瓣狭窄的常见三联征。晚期并发左心衰竭时,可出现不同程度的心源性呼吸困难。

(2)体征:心界向左下扩大,心尖区可触及收缩期抬举样搏动。第一心音正常,胸骨左缘第3、4肋间可闻及高调叹气样舒张期杂音。典型心脏杂音在胸骨右缘第1~2肋间可听到粗糙响亮的射流性杂音,向颈部传导。

(3)并发症:心律失常、心力衰竭常见,感染性心内膜炎、体循环栓塞、心脏性猝死少见。

**5.辅助检查**

(1)X线检查:左心房轻度增大,75%~85%的患者可呈现升主动脉扩张。

(2)心电图:轻度狭窄者心电图正常,中度狭窄者可出现 QRS 波群电压增高伴轻度 ST-T 改变,重度狭窄者可出现左心室肥厚伴劳损和左心房增大。

(3)行超声心动图:行二维超声心动图检查可见主动脉瓣瓣叶增厚、回声增强提示瓣叶钙化。瓣叶收缩期开放幅度减小(<15 mm)开放速度减慢。彩色多普勒超声心动图上可见血流于瓣口下方加速形成五彩镶嵌的射流,连续多普勒可测定心脏及血管内的血流速度。

**6.治疗原则**

(1)内科治疗:主要治疗措施是预防感染性心内膜炎,无症状者无须治疗,定期随访。

(2)外科治疗:凡出现临床症状者均应考虑手术治疗。如经皮主动脉瓣成形、置换术;直视下主动脉瓣分离术、人工瓣膜置换术。

**(四)主动脉瓣关闭不全**

**1.概念和特点**

主动脉瓣关闭不全主要由主动脉瓣膜本身病变、主动脉根部疾病所致。根据发病情况又分急、慢性两种。

2.相关病理生理

约 2/3 的主动脉瓣关闭不全为风心病所致。由于风湿性炎性病变使瓣叶纤维化、增厚、缩短、变形,影响舒张期瓣叶边缘对合,可造成关闭不全。

主动脉瓣反流引起左心室舒张期末容量增加,使每搏量增加和主动脉收缩压增加,而有效每搏量降低。左心室心肌重量增加使心肌氧耗增多,主动脉舒张压降低使冠状动脉血流减少,两者引起心肌缺血、缺氧,促使左心室心肌收缩功能降低,直至发生左心衰竭。

3.主要病因及诱因

(1)急性主动脉瓣关闭不全:①感染性心内膜炎。②胸部创伤致升主动脉根部、瓣叶支持结构和瓣叶破损或瓣叶脱垂。③主动脉夹层血肿使主动脉瓣环扩大,瓣叶或瓣环被夹层血肿撕裂。④人工瓣膜撕裂等。

(2)慢性主动脉瓣关闭不全:①主动脉瓣本身病变有风湿性心脏病、先天性畸形、感染性心内膜炎、主动脉瓣退行性变。②主动脉根部扩张有 Marfan 综合征、梅毒性主动脉炎,其他病因包括高血压性主动脉环扩张、特发性升主动脉扩张、主动脉夹层形成、强直性脊柱炎、银屑病性关节炎等。

4.临床表现

(1)症状。①急性主动脉瓣关闭不全:轻者可无症状,重者可出现呼吸困难、不能平卧、全身大汗、频繁咳嗽、咳白色或粉红色泡沫痰,更严重者出现烦躁不安、神志模糊,甚至昏迷。②慢性主动脉瓣关闭不全:可在较长时间无症状。随反流量增大,出现与每搏量增大有关的症状,如心悸、心前区不适、头颈部强烈波动感等。

(2)体征。①急性主动脉瓣关闭不全:可出现面色灰暗、唇甲发绀、脉搏细数、血压下降等休克表现。二尖瓣提前关闭致使第一心音减弱或消失;肺动脉高压时可闻及肺动脉瓣区第二心音亢进,常可闻及病理性第三心音和第四心音。由于左心室舒张压急剧增高,主动脉和左心室压力阶差急剧下降,因而舒张期杂音柔和、短促、低音调。肺部可闻及哮鸣音,或在肺底闻及细小水泡音,严重者满肺均有水泡音。②慢性主动脉瓣关闭不全的表现有面色苍白,头随心搏摆动,心尖冲动向左下移位,心界向左下扩大。心底部、胸骨柄切迹、颈动脉可触及收缩期震颤。颈动脉搏动明显增强。第一心音减弱,主动脉瓣区第二心音减弱或消失;心尖区可闻及第三心音。主动脉瓣区可闻及高调递减型叹气样舒张早期杂音,坐位前倾位呼气末明显,向心尖区传导。周围血管征,如点头征、水冲脉、股动脉枪击音和毛细血管波动征,听诊器压迫股动脉可闻及双期杂音。

（3）并发症:感染性心内膜炎、室性心律失常、心力衰竭常见。

5.辅助检查

（1）X线检查:急性主动脉瓣关闭不全者左心房稍增大,常有肺淤血和肺水肿表现。慢性者左心室明显增大,升主动脉结扩张,即靴形心。

（2）心电图:急性主动脉瓣关闭不全者常见窦性心动过速和非特异性 ST-T改变。慢性者常见左心室肥厚劳损伴电轴左偏,如有心肌损害,可出现心室内传导阻滞,房性和室性心律失常。

（3）超声心动图:M 型超声心动图检查显示舒张期二尖瓣前叶快速高频的振动,二维超声检查可显示主动脉关闭时不能合拢。多普勒超声检查显示主动脉瓣下方（左心室流出道）探及全舒张期反流。

6.治疗原则

（1）内科治疗:①急性者一般为术前准备过渡措施,包括吸氧、镇静、多巴胺、血管活性药物等,应及早考虑外科治疗。②慢性者无症状且左心功能正常者,无须治疗,但需随访。随访内容包括临床症状、超声检查左心室大小和左室射血分数。预防感染性心内膜炎及风湿活动。

（2）外科治疗:①急性者在降低肺静脉压、增加心排血量、稳定血流动力学的基础上,实施人工瓣膜置换术或主动脉瓣膜修复术。②慢性者应在不可逆的左心室功能不全发生之前进行,原发性主动脉关闭不全,主要采用主动脉瓣置换术;继发性主动脉瓣关闭不全,可采用主动脉瓣成形术;部分病例可行瓣膜修复术。

## 二、护理评估

### （一）一般评估

（1）有无风湿活动,体温在正常范围。

（2）饮食及活动等日常生活是否受影响。

（3）能否平卧睡眠。

### （二）身体评估

（1）是否呈现"二尖瓣面容"。

（2）呼吸困难及其程度。

（3）心尖区是否出现明显波动,是否出现颈静脉怒张、肝颈回流征阳性、肝大、双下肢水肿等有心力衰竭表现。

（4）二尖瓣狭窄特征性的杂音,为心尖区舒张中晚期低调的隆隆样杂音,呈递增型、局限、左侧卧位明显,运动或用力呼气可使其增强,常伴舒张期震颤。

(5)栓塞的危险因素:定期做超声心动图检查,注意有无心房、心室扩大机附壁血栓。尤其是有无心房颤动,或长期卧床。

### (三)心理-社会评估

患者能否保持良好心态,避免精神刺激、控制情绪激动,家属对患者的照顾与理解,能否协助患者定期复查,均有利于控制和延缓病情进展。

### (四)辅助检查结果的评估

1.X 线检查

左心房增大不明显,无肺淤血和肺水肿表现。

2.心电图

有无窦性心动过速和非特异性 ST-T 改变及左心室肥厚劳损伴电轴左偏。

3.超声心动图

有无舒张期二尖瓣前叶快速高频的振动,主动脉瓣下方是否探及全舒张期反流。

### (五)常用药物治疗效果的评估

(1)能否遵医嘱使用苄星青霉素(长效青霉素),预防感染性心内膜炎。

(2)能否坚持抗风湿药物治疗,不出现风湿活动表现,如皮肤环形红斑、皮下结节、关节红肿及疼痛不适等。

(3)餐后服用阿司匹林,不出现胃肠道反应、牙龈出血、血尿、柏油样便等。

## 三、主要护理诊断/问题

### (一)体温过高

与风湿活动、并发感染有关。

### (二)有感染的危险

与机体抵抗力下降有关。

### (三)潜在并发症

感染性心内膜炎、心律失常、猝死。

## 四、护理措施

### (一)体温过高的护理

(1)每 4 小时测体温一次,注意观察热型,以帮助诊断。

(2)休息与活动:卧床休息,限制活动量,以减少机体消耗。

(3)饮食:给予高热量、高蛋白、高维生素的清淡易消化饮食。

(4)用药护理:遵医嘱给予抗生素及抗风湿治疗。

**(二)并发症的护理**

1.心力衰竭的护理

(1)避免诱因如:预防和控制感染,纠正心律失常,避免劳累和情绪激动等。

(2)监测生命体征,评估患者有无呼吸困难、乏力、食欲减退、少尿等症状,检查有无肺部啰音、肝大、下肢水肿等体征。

2.栓塞的护理

(1)评估栓塞的危险因素:查阅超声心动图、心电图报告,看有无异常。

(2)休息与活动:左房内有巨大附壁血栓者,应绝对卧床休息。病情允许时鼓励并协助患者翻身、活动下肢、按摩及用温水泡脚,或下床活动。

(3)遵医嘱给予药物如抗心律失常、抗血小板聚集的药物。

(4)密切观察有无栓塞的征象,一旦发生,立即报告医师,给予抗凝或溶栓等处理。

**(三)健康教育**

1.疾病知识指导

告知患者及家属本病的病因及病程进展特点。避免居住环境潮湿、阴暗等不良条件,保持室内空气流通、温暖、干燥,阳光充足。适当活动,避免剧烈运动或情绪激动,加强营养、提高机体抵抗力,预防和控制风湿活动。注意防寒保暖,预防上呼吸道感染。

2.用药指导与病情检测

告知患者遵医嘱坚持用药的重要性,说明具体药物的使用方法。定期门诊复查。

3.心理指导

鼓励患者树立信心,做好长期与疾病做斗争的心理准备,育龄妇女应该避孕,征得配偶及家属的支持与配合。

4.及时就诊的指标

(1)出现明显乏力、胸闷、心悸等症状,休息后不好转。

(2)出现腹胀、食欲缺乏、下肢水肿等不适。

(3)长期服用地高辛者,出现脉搏增快(＞120 次/分)或减慢(＜60 次/分)、尿量减少、体重增加等异常时。

### 五、护理效果评估

(1)保持健康的生活方式,严格控制风湿活动,预防感冒。

(2)遵医嘱坚持长期用药,避免药物不良反应。

(3)患者无呼吸困难症状出现或急性左心房衰竭致急性肺水肿时,可咯粉红色泡沫样痰。

(4)做到预防及早期治疗各种感染能按医嘱用药,定期门诊复查。

# 第二章

# 神经系统疾病的护理

## 第一节　颅内压增高与脑疝

### 一、颅内压增高患者的护理

#### (一)概述

颅内压是指颅腔内容物(脑组织、脑脊液和血液)对颅腔内壁所产生的压力。一般以侧卧时腰椎穿刺测得的脑脊液压或直接穿刺脑室测定脑脊液静水压来表示,还可以采用颅内压监护系统进行动态观察。颅腔与脑组织、脑脊液和血液是颅内压形成的物质基础。当颅缝闭合后,成人颅腔容积固定不变,为 1 400～1 500 mL。颅腔的内容物使颅内维持一定的压力。成人的正常颅内压为0.7～2.0 kPa($70～200$ mmH$_2$O),儿童的正常颅内压为 0.5～1.0 kPa($50～100$ mmH$_2$O)。

当颅腔内容物体积增加或颅腔容积减少,超过颅腔可代偿的容量,导致成人颅内压持续高于 2.0 kPa($200$ mmH$_2$O),儿童高于 1.0 kPa($100$ mmH$_2$O),出现头痛、呕吐和视盘水肿三大病症,伴有意识、瞳孔、生命体征及肢体活动改变时,称为颅内压增高。如不能及时诊断和去除引起颅内压增高的病因,患者很可能引发脑疝危象而死亡。

#### (二)病因

1.颅腔内容物的体积或量增加

(1)脑体积增大:最常见的原因是脑水肿。脑组织损伤、炎症、缺血缺氧、中毒等均可导致脑水肿。

(2)脑脊液增多:脑脊液分泌过多、吸收障碍或脑脊液循环障碍导致脑积水。

(3)脑血流量增加:高碳酸血症时二氧化碳分压增高,引起脑血管扩张、静脉窦血栓所致颅内静脉回流受阻、过度灌注等均可使脑血流量增多。

2.颅腔容积或颅内空间变小

(1)先天性畸形:狭颅症、颅底凹陷症等使颅腔容积变小。

(2)颅内空间相对变小:外伤致大片凹陷性颅骨骨折;颅内占位性病变如颅内血肿、脑肿瘤、脑脓肿和脑寄生虫病等使颅内空间缩小。

### (三)护理评估

1.健康史

(1)健康史:评估患者姓名、年龄、家庭住址、职业等一般资料。婴幼儿颅缝未闭合,幼儿的颅缝融合尚未牢固,老年人脑萎缩都可使颅腔内代偿能力增加,从而延缓病变的发展。

(2)颅内压增高因素与相关因素:了解患者有无颅脑外伤史,颅内肿瘤、炎症病史;有无引起腹内压、胸膜腔内压增高的因素如便秘、咳嗽等;有无高热、癫痫病史,是否合并有其他系统疾病,如肝性脑病,尿毒症等。此类疾病均为加重颅内压增高的因素,或引起颅内压升高的相关因素。

2.身体状况

(1)症状。①头痛:最常见、最主要的症状。因增高的颅内压使脑膜血管和神经受牵拉和刺激所致。头痛时间晨晚较重,头痛部位额颞多发,可从颈枕部向前方放射至眼眶。头痛性质以胀痛和撕裂样痛多见。随颅内压的持续增高而进行性加重,在用力、咳嗽、打喷嚏、弯腰或低头活动时加重。②呕吐:剧烈头痛时可伴有恶心,呕吐。呕吐多呈喷射状,因迷走神经受刺激所致。虽与进食无直接关系,但常见于餐后,呕吐后头痛可缓解。严重呕吐可致电解质紊乱。③视盘水肿:视盘水肿是颅内压增高重要的客观体征之一。因视神经受压、眼底静脉回流受阻所致。表现为眼底视网膜静脉曲张,视盘充血、水肿、边缘模糊不清,中央凹变浅或消失。严重者视盘周围可见片状或火焰状出血。若水肿长期存在,则视盘颜色苍白,继而视力下降、视野向心缩小,出现视神经继发性萎缩。严重者视力恢复困难,甚至失明。头痛、呕吐、视盘水肿,合称颅内压增高的"三主征",是颅内压增高患者最典型的临床表现。三主征各自出现的时间并不一致,可以其中一项为首发症状。④意识障碍:急性颅内压增高患者意识障碍呈进行性发展;慢性者则表现为神志淡漠,反应迟钝或时轻时重。⑤脑疝:脑疝是颅内压增高最严重的并发症(具体叙述见"脑疝"内容)。

(2)体征。①皮质醇增多症:早期代偿时,表现为血压增高尤其是收缩压增高,脉压增大,脉搏慢而有力,呼吸深慢(即"两慢一高");后期失代偿时,血压下降,脉搏细快,呼吸浅快不规则,甚至呼吸停止,终因呼吸循环衰竭而死亡。此种生命体征的变化称为库欣反应。②其他:小儿可有头颅增大、头皮静脉怒张、囟门饱满、颅缝增宽。头颅叩诊时呈破罐音。成人可出现阵发性黑蒙、头晕、猝倒，头颅一侧或双侧外展神经麻痹，可出现复视。

（3）辅助检查。

影像学检查：①CT、MRI。目前 CT 是诊断颅内占位性病变的首选检查。CT 和 MRI 检查能显示病变的位置，大小和形态，均能较准确地定位诊断并可帮助定性诊断。加之无创伤性特点，易于被患者接受。MRI 检查时间较长，对颅骨骨质显像差。②脑造影检查。包括数字减影血管造影、脑血管造影、脑室造影等。其中数字减影血管造影，安全性高，图像清晰，疾病的检出率高。对怀疑脑血管畸形或血运丰富的颅脑肿瘤，可提供定位和定性诊断。③头颅 X 线摄片。X 线对颅骨骨折有重要诊断价值。颅内压增高时，可见脑回压迹增多，蛛网膜颗粒压迹增大，鞍背骨质稀疏及蝶鞍扩大等。小儿可见颅缝分离。但单独作为诊断颅内占位性病变的辅助检查手段现已少用。

腰椎穿刺：腰椎穿刺可以直接测量颅内压力，同时取脑脊液做生化指标检查。但对有明显颅内压增高症状和体征者应禁用，有引起脑疝的危险。

颅内压监测：临床需要监测颅内压者，可置入颅内压力传感器，进行持续监测。

眼科检查：可通过眼底检查、光学相关断层扫描等观察视盘形状、边缘清晰度、色泽变化，视网膜动静脉直径和比例等。

3.心理、社会状况

了解患者有无因头痛、呕吐等不适所致的烦躁不安、焦虑等心理反应。了解患者及家属对疾病的认知和适应程度，家庭经济状况以及家属对患者的关心和支持程度。

**（四）常见护理诊断/问题**

1.疼痛：头痛

与颅内压增高有关。

2.有脑组织灌注无效的危险

与颅内压增高、脑疝有关。

3.有体液不足的危险

与颅内压增高引起频繁呕吐，不能进食和脱水治疗等有关。

4.有受伤的危险

与颅内压增高引起视物障碍、复视、意识障碍等有关。

5.潜在并发症

脑疝。

### (五)护理措施

#### 1.治疗原则

(1)非手术治疗。①一般治疗:对于颅内压增高的患者应留院观察,密切观察生命体征变化及意识和瞳孔变化,及时掌握病情发展;有条件可做颅内压监测;不能进食的患者应当补液,注意水电解质和酸碱平衡;避免患者用力排便,可用缓泻剂;保持呼吸道通畅,对昏迷患者及咳痰困难者行气管切开等。②脱水治疗:脱水药物可使脑组织水分向血液循环内转移,缩小脑体积,达到降低颅内压的作用。常用的药物有渗透性脱水剂(20%甘露醇等)和利尿性脱水剂(氢氯噻嗪、呋塞米等)。长期脱水需警惕水和电解质紊乱,休克及心、肾功能障碍,或颅内有活动性出血而无立即手术条件者,禁用脱水剂。③糖皮质激素治疗:糖皮质激素可降低毛细血管通透性,稳定血-脑屏障,预防和缓解脑水肿,并通过加速消退水肿和减少脑脊液生成,降低颅内压。常用药物有地塞米松、氢化可的松、泼尼松等。治疗中应注意防止并发高血糖,应激性溃疡和感染。④亚低温冬眠疗法:临床上一般采用轻度低温(33～35 ℃)或中度低温(28～32 ℃)降温方法,统称为亚低温。亚低温冬眠疗法是应用药物和物理方法使患者处于亚低温状态,以降低脑耗氧量和脑代谢率,减少脑血流量,改善细胞膜通透性、增加脑对缺血缺氧的耐受力、减轻脑水肿,从而降低颅内压。⑤辅助过度换气:目的是使体内 $CO_2$ 排出,当 $PaCO_2$ 每下降 0.1 kPa(1 mmHg)时,可使脑血流量递减 2%,从而使颅内压相应下降。但脑血流量减少会加重脑缺氧,故应行血气分析监测。⑥脑脊液体外引流术:有颅内压监护条件时,行脑室穿刺缓慢引流脑脊液,可缓解颅内压增高。⑦抗生素治疗:控制颅内感染或预防感染。⑧对症治疗:头痛者给予镇痛剂,但禁用吗啡和哌替啶,以免抑制呼吸中枢;呕吐者应禁食,并注意维持水、电解质及酸碱平衡;对高热者进行有效降温,减少脑缺氧;有抽搐发作者,给予抗癫痫药物治疗。

(2)手术治疗:手术去除病因是最根本和有效的治疗手段。对无手术禁忌的颅内占位性病变,首先考虑手术切除病变。非功能区的良性病变,争取根治性切除,难以根治的,可做大部切除,部分切除或减压术。有脑积水者行脑脊液分离术,即将脑室内液体经特殊导管分流入蛛网膜下腔、心房或腹腔。颅内压增高引起脑疝者,应进行紧急抢救或手术处理。

#### 2.非手术治疗护理/术前护理

(1)一般护理。①休息与体位:指导患者卧床休息,保持情绪稳定,抬高床头15°～30°,利于颅内静脉回流,减轻脑水肿。②饮食与营养:控制液体摄入量。神志清醒者,给予普食,但需限制钠盐摄入。不能进食者,成人每天补液量≤2 000 mL,

其中等渗盐水≤500 mL,保持 24 小时尿量≥600 mL。控制输液速度,防止短时间内输入大量液体,加重脑水肿。维持水电解质及酸碱平衡。③心理护理:通过加强护患沟通,了解患者的心理状态,对患者给予精神鼓励与支持,消除紧张、恐惧心理,使其更好配合检查与治疗。

(2)病情观察:密切观察患者意识、生命体征及瞳孔的变化。观察患者有无肢体活动障碍和癫痫发作,警惕颅内高压危象的发生,有条件时可做颅内压监护,以掌握病情发展的动态并指导治疗。

意识状态:意识反映大脑皮质和脑干的功能状态。意识障碍程度的评定,目前主要采用意识状态分级法(表2-1),将意识分为清醒、模糊、浅昏迷、昏迷和深昏迷五级。格拉斯哥昏迷计分法,依据患者睁眼、语言及运动反应进行评分,三项相加累计得分,最高分为 15 分,8 分以下为昏迷,最低分为 3 分,分数越低,表示意识障碍越严重(表2-2)。

**表 2-1　意识状态分级**

| 意识状态 | 语言刺激反应 | 痛刺激反应 | 生理反应 | 大小便自理 | 配合检查 |
|---|---|---|---|---|---|
| 清醒 | 灵敏 | 灵敏 | 正常 | 能 | 能 |
| 模糊 | 迟钝 | 不灵敏 | 正常 | 有时不能 | 尚能 |
| 浅昏迷 | 无 | 迟钝 | 正常 | 不能 | 不能 |
| 昏迷 | 无 | 无防御 | 减弱 | 不能 | 不能 |
| 深昏迷 | 无 | 无 | 无 | 不能 | 不能 |

**表 2-2　格拉斯哥昏迷计分**

| 睁眼反应 | 计分 | 语言反应 | 计分 | 运动反应 | 计分 |
|---|---|---|---|---|---|
| 自动睁眼 | 4 | 回答正确 | 5 | 遵命动作 | 6 |
| 呼唤睁眼 | 3 | 回答错误 | 4 | 痛觉定位 | 5 |
| 刺痛睁眼 | 2 | 含混不清 | 3 | 疼痛躲避 | 4 |
| 不能睁眼 | 1 | 有声无语 | 2 | 肢体屈曲 | 3 |
|  |  | 不能发音 | 1 | 肢体过伸 | 2 |
|  |  |  |  | 无动作 | 1 |

瞳孔改变:正常瞳孔等大、等圆,在自然灯光下直径 3～4 mm,直接、间接对光反射灵敏。严重颅内压增高继发脑疝时,患侧初期瞳孔缩小,对光反射迟钝。后期随病情进展动眼神经麻痹,患侧瞳孔逐渐扩大,直接或间接对光反射消失。观察瞳孔时应注意患者是否应用过散瞳或缩瞳剂,是否有白内障等疾病。

生命体征改变:注意观察呼吸的频率和深度,脉搏频率,节律及强度、血压和脉压的变化。血压上升,脉搏缓慢有力,呼吸深而慢,同时有进行性意识障碍,是颅内压增高所致的代偿性生命体征变化。

肢体功能:病变对侧肢体肌力有无减弱和麻痹,是否存在双侧肢体自主活动消失,有无阳性病理征。

颅内压监护:可动态观察患者颅内压的变化。颅内压进行性增高提示有引发脑疝的可能;颅内压持续增高提示预后较差。监护过程应严格无菌操作,预防感染,监护时间不宜超过1周。

(3)预防颅内压骤升。①休息:保持病室安静,避免情绪激动。尽量减少搬运患者。清醒患者不要用力坐起、提重物、弯腰、低头以及用力活动等。②保持呼吸道通畅:呼吸道梗阻,患者呼吸用力,胸腔压力升高,加重颅内压增高。及时清理呼吸道分泌物,防止窒息。昏迷患者有舌根后坠者,可托起其下颌,开放气道,放置口咽通气管,必要时配合医师进行气管切开术;加强基础护理,按时为患者翻身、叩背,防止肺部并发症的发生。③避免剧烈咳嗽和便秘:剧烈咳嗽和用力排便可加重颅内压增高。及时控制呼吸道感染,防止剧烈咳嗽、打喷嚏。鼓励患者多吃蔬菜和水果等富含纤维素食物,并给缓泻剂以防止发生便秘。对已有便秘者,予以开塞露或低压小剂量灌肠。必要时戴手套,把干硬粪块抠出来,禁忌高压及大量液体灌肠。④及时控制癫痫发作:癫痫发作可加重脑缺氧及脑水肿,注意观察有无癫痫症状出现,遵医嘱定时定量给予抗癫痫药物;一旦发作应协助医师及时给予抗癫痫及降颅压处理。

(4)对症护理。①疼痛:遵医嘱使用高渗性脱水剂,必要时给予镇痛剂,但禁用吗啡和哌替啶,以免抑制呼吸中枢。②呕吐:应禁食和维持水,电解质及酸碱平衡。及时清除呕吐物,防止误吸,观察并记录呕吐物的量和性状。③高热:进行有效降温,减少脑缺氧。必要时行冬眠低温疗法。④躁动:寻找原因,遵医嘱给予镇静药物,切忌强行约束。

(5)脱水治疗的护理:①遵医嘱使用高渗性和利尿性脱水剂。常用20%甘露醇250 mL,在30分钟内快速静脉滴注,输注后10~20分钟颅内压开始下降,维持4~6小时,可重复使用。同时静脉注射利尿剂呋塞米20~40 mg,降低颅内压效果更好。②脱水治疗期间应观察血压,脉搏、尿量变化。给药后1小时内不要大量喝水,记录24小时出入量,尤其尿量,注意用药反应及有无血容量不足,水电解质失衡等不良反应。③使用脱水药物时应严格按医嘱定时,反复使用,停药前逐渐减量或延长给药间隔时间,防止颅内压增高的反跳现象。严密观察其输注速度及治疗效果,特别是对于老年人、儿童及心肺功能不良患者。

(6)激素治疗的护理:常用地塞米松5~10 mg,每天1~2次静脉注射,治疗期间应注意高血糖、感染和应激性溃疡的发生。

　　(7)亚低温冬眠疗法的护理:适用于各种原因引起的严重脑水肿、中枢性高热患者。儿童和老年人慎用。休克、全身衰竭或有房室传导阻滞者禁用。①环境和物品准备:将患者安置于一个安静、光线宜暗的单间,室温在18～20 ℃。室内备氧气、冬眠药物、水温计、冰袋或冰毯、吸痰装置、急救药物及器械和护理记录单等,由专人护理。②降温方法:遵医嘱给予足量冬眠药物,常用的有冬眠Ⅰ号(氯丙嗪、异丙嗪、哌替啶)和冬眠Ⅱ号(异丙嗪、哌替啶、双氢麦角碱),待自主神经被充分阻滞,患者进入昏睡状态,御寒反应消失,方可加用物理降温措施。降温速度以每小时下降1 ℃为宜,体温降至肛温32～34 ℃、腋温31～33 ℃较为理想。冬眠药物最好经静脉滴注,物理降温方法可采用头部戴冰帽或在体表大动脉(颈动脉、腋动脉、肱动脉、股动脉)等放置冰袋。此外,还可通过降低室温、减少被盖、体表覆盖冰毯或冰水浴巾等方法,使患者体温维持在治疗要求的范围内。③病情观察:严密观察生命体征、意识、瞳孔变化和神经系统病症,做好记录。冬眠低温治疗期间,若脉搏超过100 次/分,收缩压低于13.3 kPa(100 mmHg),呼吸次数减少或不规则时,应及时通知医师处理。④饮食:冬眠低温疗法治疗期间患者机体代谢率降低,能量及水分的需求相对减少。每天液体入量不宜超过1 500 mL。鼻饲食物要与体温相同。观察患者胃排空情况,防止反流和误吸。⑤预防并发症:冬眠低温疗法治疗期间患者昏睡、卧床、体温低,容易发生并发症。加强呼吸道管理预防肺部并发症;加强皮肤护理,防止压疮和冻伤的发生;注意眼睛的保护,避免发生暴露性角膜炎。⑥复温的护理:冬眠低温治疗时间一般为3～5天。缓慢复温,先停止物理降温,然后停冬眠药物,注意保暖,为患者加盖被毯,让体温自然回升。必要时使用电热毯,温度应适宜,避免烫伤。

　　(8)辅助过度换气的护理:辅助过度换气,通过降低 $PaCO_2$ 来减少脑血流,从而降低颅内压,故应监测血气分析。治疗期间维持 $PaO_2$ 在12.0～13.0 kPa(90～100 mmHg),$PaCO_2$ 在3.3～4.0 kPa(25～30 mmHg)水平为宜,且治疗持续时间不宜超过24 小时,以免引起脑缺血。

　　(9)脑室引流的护理。①严格无菌操作,妥善固定引流装置:引流管的开口高于侧脑室平面10～15 cm。每天定时更换引流袋,搬动患者和更换引流袋时夹闭引流管,防止空气进入或脑脊液反流,引起颅内感染。②控制引流速度及量:每天引流量≤500 mL。可适当抬高或降低引流袋位置,以控制速度和流量。术后早期适当提高引流袋的位置,减缓速度。过多过快引流脑脊液可能导致颅内压急剧下降引起脑疝等意外。颅内感染患者脑脊液分泌增多,引流量可以适当增加,但同时需注意补液。③保持引流的通畅:应避免引流管受压、扭曲,成角、折叠,适当限制患者的头部活动以免牵拉引流管。引流管内有液体流出且引流管内液面随患者呼吸,脉搏而上下波动,则提示引流管通畅。④观察并记录脑脊液颜色、性状和量:正常脑脊液无色透明,无沉淀。手术后1~2天可略呈血性,以后变淡。若脑脊液中有较多血液或血色渐加深,提示脑室内出血,若引流液混浊,呈毛玻璃状或有絮状物则提示颅内感染。应及时报告医师。⑤拔管:持续引流时间通常≤1周;开颅术后一般引流3~4天。拔管前应试行夹管或者抬高引流袋24小时,观察有无头痛,呕吐等颅内压增高现象。若患者出现上述症状应立即开放引流。若未出现上述症状,可拔管。拔管时,先夹闭引流管,以免管内液体逆流入脑室引起感染。拔管后加压包扎,嘱患者卧床休息,减少活动,若切口处有脑脊液漏出应告知医师妥善处理,避免颅内感染。

**3.术后护理**

(1)颅内占位性病变术后护理:参见本章第七节颅内肿瘤患者的护理相关内容。

(2)脑脊液分流术的护理:严密观察病情变化,防治并发症的发生,如脑室-腹腔引流易引起腹部并发症、脑室心房分流术可引起心血管并发症等,如有异常,及时通知医师并协助处理。

**4.健康教育**

(1)向患者及其家属介绍疾病相关知识,防止剧烈咳嗽、便秘、用力等诱发颅内压骤升的因素,避免脑疝发生。

(2)指导患者及家属学习和掌握康复知识和技能,循序渐进地进行多方面训练,最大限度恢复生活自理能力。

(3)复诊指导指导患者若出现头痛进行性加重伴呕吐,需及时就诊,以明确诊断。

## 二、脑疝患者的护理

### (一)概述

脑疝是指颅腔内某分腔有占位性病变时,各分腔之间压力不平衡,脑组织从高压区向低压区移位,使脑组织、血管、神经等重要结构受压或移位,被挤到附近的生理孔隙(大脑镰下间隙、小脑幕裂孔、枕骨大孔等)或病理性孔隙或孔道中,从而出现一系列严重的临床症状。脑疝是颅内压增高的危象和引起死亡的主要原因。

### (二)病因

脑内任何部位占位性病变发展到一定程度均可导致颅内各分腔因压力不均

衡而诱发脑疝。常见病因:①外伤所致的颅内血肿;②脑脓肿;③颅内肿瘤;④颅内寄生虫和各种炎性肉芽肿;⑤医源性因素,如不适当操作如腰椎穿刺、引流脑脊液过快过多等。

**(三)护理评估**

1.健康史

主要评估患者既往健康状况,有无引起颅内压增高的疾病,如颅内肿瘤等。颅内压增高患者有无剧烈咳嗽、用力排便、提重物等引起颅内压急剧增高的诱因。最近有颅脑外伤史的患者,了解其受伤过程,判断有无脑损伤,有无其他合并伤等。

2.症状与体征

(1)小脑幕切迹疝。

症状:①进行性加重的剧烈头痛和与进食无关的频繁呕吐伴烦躁不安,视盘水肿可有可无。②由于脑干网状上行激动系统受累,患者随脑疝进展出现嗜睡、浅昏迷至深昏迷。

体征:①患者早期可出现皮质醇增多症;当病情恶化,患者可出现血压忽高忽低,呼吸浅不规则,脉搏快而弱,体温过高或不升,最后可因呼吸、心跳停止而死亡。②初期因患侧动眼神经受刺激导致瞳孔缩小,对光反射迟钝,后期随病情进展动眼神经麻痹,患侧瞳孔逐渐扩大,直接或间接对光反射消失,伴有患侧上睑下垂、眼球外斜。晚期中脑受压出现脑干供血障碍,脑内动眼神经核功能丧失,双侧瞳孔均散大固定,对光反射消失。③运动障碍表现为病变对侧肢体肌力减弱或麻痹,肌张力增高,腱反射亢进,病理征阳性。随病情发展可致双侧自主活动减少或消失,严重者可出现去大脑强直发作,这是脑干严重受损的表现。

(2)枕骨大孔疝:多见于幕下占位性病变,或行腰椎穿刺放出脑脊液过快过多所致。由于颅后窝容积小,对颅内压代偿能力小,病情变化快。表现为:①剧烈头痛和频繁呕吐;②颈项强直、强迫头位;③生命体征改变迅速,意识障碍和瞳孔改变出现较晚。由于延髓直接受压,患者可突发呼吸,心跳停止而死亡。

3.辅助检查

(1)头颅CT:目前最常用检查技术,安全,可靠。小脑幕切迹疝时可见基底池(鞍上池)、环池、四叠体池变形或消失。

(2)MRI:分辨率高于CT。可观察脑疝时脑池的变形、消失情况,直接观察到沟回、海马旁回、间脑、脑干及小脑扁桃体等脑内结构。

4.心理、社会状况

评估患者及家属是否了解疾病的相关知识,以及患者及其家属对疾病的恐惧、焦虑程度;了解患者的经济承受能力等。

(四)常见护理诊断/问题

1.疼痛:头痛

与颅内压增高、脑疝有关。

2.有脑组织灌注量无效的危险

与颅内压增高、脑疝有关。

3.有体液不足的危险

与颅内压增高引起剧烈呕吐及使用脱水剂等有关。

4.潜在并发症

意识障碍,呼吸、心搏骤停。

(五)护理措施

1.治疗原则

脑疝是由于急性颅内压增高造成的危象,一旦出现脑疝的典型症状,应立即快速静脉输注高渗性脱水剂,降低颅内压,缓解病情,争取时间。确诊后尽快手术去除病因,切除颅内肿瘤或清除颅内出血。一时难以确诊或已确诊但病因无法直接去除时,可以做侧脑室穿刺引流术,脑脊液分流术,减压术等姑息性手术,以降低颅内压,抢救脑疝。

2.脑疝急救护理

(1)立即脱水治疗:患者一旦出现脑疝症状,应立即静脉输注高渗药物以降低颅内压。首选20%甘露醇200～500 mL静脉滴注,并快速静脉滴注地塞米松10 mg,呋塞米(速尿)40 mg静脉推注,暂时缓解病情,同时观察脱水效果,做好手术前准备。

(2)保持呼吸道通畅,吸氧,准备气管插管及呼吸机。患者取平卧位,头偏向健侧,抬高床头15°～30°,以利静脉回流,减轻脑水肿。昏迷时间较长的患者应取侧卧位,以防止舌后坠及呼吸道分泌物增多,引起窒息。保持呼吸道通畅,并为患者吸氧,以维持适当血氧浓度。发生呼吸骤停者,立即进行气管插管和辅助呼吸。

(3)密切观察病情变化:严密观察患者生命体征、瞳孔、意识及肢体活动等,及早发现情况,及时处理。

(4)做好紧急手术准备。

# 第二节　头皮损伤

头皮损伤是最常见的颅脑损伤,因外力作用使头皮完整性或皮内结构发生改变。均由直接外力造成,损伤类型与致伤物种类密切相关。根据致伤原因和表现特点的不同,头皮损伤可分为头皮血肿、头皮裂伤和头皮撕脱伤。

**一、头皮血肿**

头皮血肿多因钝器打击或碰撞所致。根据血肿位于头皮内的不同层次分为皮下血肿、帽状腱膜下血肿和骨膜下血肿 3 种。

**(一)病因**

皮下血肿位于皮肤表层和帽状腱膜之间,常见于产伤或碰伤。帽状腱膜下血肿,位于帽状腱膜和骨膜之间,常因切线暴力所致。骨膜下血肿位于骨膜和颅骨外板之间,常因颅骨骨折引起。

**(二)护理评估**

1.健康史

评估患者受伤时间,致伤原因,致伤强度和致伤部位,受伤后表现以及有无高血压、癫痫病史等。了解现场急救情况,用药情况及止血、止痛措施。

2.身体状况

(1)症状与体征。①皮下血肿:因受皮下纤维隔限制,血肿体积较小,范围局限,无波动,不易扩散。张力高,压痛明显,边缘隆起,中央凹陷。②帽状腱膜下血肿:帽状腱膜下组织松弛,出血易扩散,可蔓延至全头部,失血量多。头颅增大,肿胀,波动感明显。③骨膜下血肿:骨膜在骨缝处紧密连接,血肿多以骨缝为界,局限于某一颅骨范围内,张力较高。

(2)辅助检查。①实验室检查:血常规检查可了解机体对创伤的反应情况,有无继发感染;通过血红蛋白了解出血的严重程度。②影像学检查:X 线、CT、MRI 等检查有助于发现有无合并颅骨骨折和颅脑损伤及严重程度。

3.心理、社会状况

评估患者是否了解疾病及其治疗的相关知识,以及由于突发的意外伤害对工作和生理的影响程度等。

**(三)常见护理诊断/问题**

1.焦虑/恐惧

与头皮损伤及出血有关。

**2.疼痛**

与头皮血肿有关。

**3.潜在并发症**

感染、失血性休克。

**(四)护理措施**

**1.治疗原则**

较小的头皮血肿无须特殊处理,1~2周可自行吸收;伤后给予冷敷以减少出血和疼痛,24小时后改用热敷以促进血肿吸收,切忌用力揉搓,血肿较大者需在无菌操作下穿刺并加压包扎。

**2.非手术治疗护理/术前护理**

(1)一般护理。①休息与体位:疼痛剧烈时卧床休息,必要时遵医嘱使用止痛药物。②饮食与营养:鼓励患者进食高蛋白,高热量、高维生素易消化食物。③心理护理:了解患者的心理状况,加强护患沟通,对其给予精神上的鼓励和支持,消除患者紧张心理,鼓励积极配合治疗及护理。

(2)病情观察:注意观察患者的意识状况、生命体征和瞳孔变化等,警惕合并颅骨骨折及脑损伤。注意头皮血肿的形状,大小和张力的变化,如有异常报告医师并积极配合处理。

(3)对症护理。①减轻疼痛:头皮血肿发生后24小时内冷敷血肿局部,可减少出血和减轻疼痛。24~48小时对局部血肿热敷,促进血肿的吸收。遵医嘱给予止血、镇痛药。②预防感染:常规使用抗生素预防和控制感染。③预防并发症:血肿加压包扎,嘱患者勿用力揉搓,以免增加出血。经反复穿刺加压包扎血肿仍不能缩小者,需注意是否有凝血障碍或其他原因。

**3.健康教育**

(1)发生头皮血肿时,指导患者勿涂擦药酒或用力按揉推拿,避免加重局部出血。

(2)若血肿较大,应由医师进行处理;禁止自行用针随便穿刺放血,防止继发感染。

(3)出院后如果患者自觉不适,应及时到医院进一步诊治。

**二、头皮裂伤**

头皮裂伤是常见的开放性损伤,常由锐器或钝器打击而引起。由于帽状腱膜具有纤维小梁结构的解剖特点,头皮血管破裂后,血管不易自行收缩而出血较多,可致失血性休克。

**(一)护理评估**

1.健康史

重点询问受伤时间、致伤原因,致伤时情况,伤前有无酗酒、癫痫,高血压,心脏病等病史以及受伤当时急救及用药情况。

2.身体状况

(1)症状与体征。①出血:头皮伤口处可见动脉性出血,严重者可呈喷射状出血。②失血性休克:因血管丰富、出血量大,不易自止,可致失血性休克。③头皮损伤:伤口大小、深度不一,创缘规则或不规则,可有组织缺损。锐器所致头皮裂伤创缘整齐。钝器打击或头部碰撞造成的头皮裂伤,创缘多不规则,常伴颅骨骨折或脑损伤。

(2)辅助检查:摄头颅 X 线片、头颅 CT 片,可判断有无颅骨骨折。

(3)心理、社会状况:评估患者由于突如其来的创伤有无紧张、焦虑,恐惧的心理以及了解其对工作和生活的影响程度等。

**(二)常见护理问题**

1.焦虑/恐惧

与头皮裂伤及出血有关。

2.有感染的危险

与头皮裂伤有关。

**(三)护理措施**

1.治疗原则

现场加压包扎止血,及早进行清创缝合术。由于头皮供血丰富,即使受伤已超过 24 小时,只要没有明显的感染征象,仍可进行彻底清创一期缝合;探查有无骨折、异物或碎骨片,若有脑脊液或脑组织溢出按开放性脑损伤处理;常规使用抗生素预防感染,并注射破伤风抗毒素。

2.非手术治疗护理/术前护理

(1)减轻和控制疼痛:对疼痛患者,可指导其采取舒适卧位,深呼吸,必要时遵医嘱使用止痛剂,合并有脑损伤时禁忌使用吗啡镇痛。

(2)病情观察:注意观察有无休克、感染发生,有无颅骨骨折和脑损伤。

(3)心理护理:及时疏导患者紧张情绪,鼓励患者积极配合治疗。

**3.术后护理**

(1)伤口护理:局部加压包扎止血,注意创面有无渗血和感染,保持敷料清洁干燥。

(2)预防感染:严格无菌操作,常规使用抗生素预防感染,并注射破伤风抗毒素。遵医嘱补液和输血等。

**4.健康教育**

(1)在日常工作、生活中应避免外力撞击头部而引起头皮裂伤。

(2)如发生头皮裂伤,现场加压包扎止血,及早到医院行清创缝合术。

### 三、头皮撕脱伤

头皮撕脱伤是最严重的头皮损伤。多因发辫被卷入旋转的机器内所致,使大片头皮自帽状腱膜下或连同骨膜一并撕脱。分为完全撕脱和不完全撕脱两种。伤者常因大量出血及剧烈疼痛而发生休克,有时可合并颈椎损伤,较少合并颅骨和脑损伤。

**(一)护理评估**

**1.健康史**

要重点评估受伤经过,了解现场急救情况,用药情况及止血、止痛措施。了解重要疾病史,有无高血压、癫痫等。

**2.身体状况**

(1)症状:头皮部分或整块自帽状腱膜下撕脱,患者可因剧烈疼痛,大量失血而发生休克。

(2)体征:大块头皮自帽状腱膜下层连同骨膜层一并撕脱,头皮缺损和颅骨外露。

(3)辅助检查:行头颅 X 线检查,可判断有无颅骨骨折。

**3.心理、社会状况**

了解患者的情绪反应,及时疏导,动员患者的社会支持系统。

**(二)常见护理问题**

**1.疼痛**

与头皮撕脱伤有关。

**2.焦虑/恐惧**

与头皮撕裂伤及出血有关。

**3.潜在并发症**

感染、休克。

### (三)护理措施

**1.治疗原则**

头皮不完全撕脱,争取在伤后 6～8 小时内清创缝合。头皮完全撕脱,急救过程中用无菌敷料包扎止血同时保留撕脱的头皮,用无菌敷料或干净布块包裹,隔水放置在盛有冰块的容器内,随患者一同送至医院,争取清创后再植。严格无菌操作规程,常规使用抗生素预防感染,给予止痛剂镇痛。及时止血和补充血容量,防治休克。

**2.非手术治疗护理/术前护理**

(1)一般护理。①休息与体位:嘱其卧床休息,对休克患者应取休克卧位(仰卧中凹位)。②心理护理:突如其来的创伤、疼痛,失血及容颜的改变,使患者产生焦虑、恐惧、自怜甚至自弃心理,护理人员应耐心、仔细地倾听患者的陈述,向患者介绍病情、治疗手段和注意事项,指导患者正确面对损伤,以取得配合,消除紧张情绪。

(2)病情观察密切观察患者血压、脉搏、呼吸、尿量和神志的变化,注意有无休克和脑损伤的发生。

(3)对症护理。①预防感染:遵医嘱全身使用有效抗生素及注射破伤风抗毒素。②减轻疼痛:绝对卧床休息,禁止随意搬动患者,以免加重疼痛,协助患者采取舒适卧位,必要时遵医嘱使用镇痛药物。③抗休克护理:密切观察生命体征变化,及时发现休克征象。一旦出现休克,立即开放静脉通路,及时补液,做好抗休克护理。

**3.术后护理**

(1)伤口护理:保持敷料整洁和干燥,保持引流通畅;注意创面有无渗血以及皮瓣坏死和感染情况。为保证再植成活,植皮区不能受压。

(2)预防感染:严格无菌操作规程,密切观察有无全身和局部感染表现;遵医嘱应用抗生素和破伤风抗毒素。

**4.健康教育**

(1)预防为主:头皮撕脱伤多发生于青年女性,伤后常遗留有永久性瘢痕及秃发,给患者造成终身痛苦。故在工作中必须严格执行各项操作规程,以确保安全,防止意外事故的发生。

(2)指导患者在外出前选择适宜的假发:鼓励患者尽量多走出户外,多与人群交流,鼓励患者恢复正常工作学习。

# 第三节 脑 损 伤

脑损伤是指暴力作用导致脑膜、脑组织、脑血管及脑神经的损伤。主要是由于暴力直接或间接传导到头部所引起。

脑损伤的分类:①根据损伤病理改变发生先后分原发性和继发性脑损伤,前者指暴力作用头部后立即发生的脑损伤,包括脑震荡和脑挫裂伤;后者是指受伤一段时间后出现的脑受损病变,主要有脑水肿和颅内血肿等。②根据伤后脑组织是否与外界相通分为开放性和闭合性脑损伤。前者多由锐器和火器直接造成,伴有头皮损伤、颅骨骨折和硬脑膜破裂,有脑脊液漏;后者多由间接暴力所致,脑膜完整,无脑脊液漏。

## 一、脑震荡

脑震荡是指一过性的脑功能障碍,无肉眼可见的神经病理改变,显微镜下可见神经组织结构紊乱,是一种最常见的轻度原发性脑损伤。

### (一)护理评估

**1.健康史**

评估受伤原因,伤后有无昏迷和近事遗忘,昏迷时间的长短,有无呕吐及其次数,伤前有无高血压、癫痫等既往病史。

**2.身体状况**

(1)症状。①短暂意识障碍:患者在伤后立即出现短暂意识障碍,持续数秒或者数分钟,一般≤30分钟。有的仅表现为瞬间意识混乱或恍惚,并无昏迷。②自主神经和脑干功能紊乱:患者同时可伴有皮肤苍白、出汗、血压下降、心动徐缓、呼吸浅慢、肌张力降低、各种生理反射迟钝或消失等自主神经和脑干功能紊乱表现。③逆行性遗忘:清醒后大多不能回忆伤前及受伤当时情况,而对往事记忆清楚。④常伴有头痛、头昏、呕吐、恶心、失眠、耳鸣、情绪不稳、记忆力减退等症状,一般持续数天或数周。

(2)体征:神经系统检查无阳性体征,脑脊液无明显改变,CT无阳性发现。

(3)辅助检查:脑脊液检查及头颅X线、CT等检查无异常发现。

**3.心理、社会状况**

评估患者因突发意外伤害的心理承受能力,对疾病相关知识的了解程度等。

(二)常见护理诊断/问题

1.疼痛

头痛与脑震荡有关。

2.焦虑/恐惧

与脑震荡相关知识缺乏及担心疾病的预后有关。

(三)护理措施

1.治疗原则

脑震荡一般无须特殊处理,卧床休息1～2周可完全恢复。必要时给予镇静止痛药物。

2.非手术治疗护理

(1)一般护理。①休息与体位:限制人员探视,卧床休息1～2周,并将头部抬高15°～30°。患者多在2周内可恢复正常。②饮食与营养:鼓励患者进食营养丰富,易消化的食物。③心理护理:加强护患沟通,向患者做好疾病知识宣教,说明本病对日常生活和工作的影响小,恢复快,以减轻患者的焦虑情绪。对少数神经官能症症状持续时间较长者,应加强心理护理。

(2)病情观察:少数患者可合并严重颅脑损伤,需严密观察意识、瞳孔、肢体活动及生命体征的变化,如发现患者出现头痛、恶心、呕吐和意识的改变,立即通知医师,并配合医师进行处理。

(3)对症护理:遵医嘱对疼痛明显者给予镇静止痛药物。

3.健康教育

(1)嘱患者加强休息,保证充足睡眠,避免用脑过度,增加营养,适当增加体育锻炼,避免劳累。

(2)加强安全意识的教育,防止意外伤害。

## 二、脑挫裂伤

脑挫裂伤是指暴力作用于头部,造成脑实质的器质性损伤。其包括脑挫伤和脑裂伤,前者脑组织损伤稍轻,软脑膜完整。后者软脑膜、血管、脑组织同时破裂,伤后易出现蛛网膜下腔出血,脑水肿,颅内压增高甚至脑疝。两者常并存,合称为脑挫裂伤。

(一)护理评估

1.健康史

评估受伤的原因、时间,致伤物的强度、作用部位,以及受伤后有无出现头痛、呕吐,意识改变,偏瘫、失语等症状与体征。了解急救措施及使用的药物。了解既往病史有无高血压、癫痫等。

2.身体状况

(1)症状。①意识障碍:意识障碍是脑挫裂伤最突出的症状之一。一般伤后立即出现昏迷,时间绝大多数超过半小时,可达数小时、数天、数月不等,甚至发生迁延性昏迷。②头痛、恶心、呕吐:脑挫裂伤最常见的症状。由于脑挫裂伤后,颅内压升高,蛛网膜下腔出血及自主神经功能紊乱,可有持续性剧烈头痛伴频繁呕吐。疼痛可局限,亦可为全头疼痛,间歇或持续性,在伤后 1～2 周内最明显,以后逐渐减轻或一度好转又加重。③颅内压增高、脑疝:继发于脑水肿和颅内血肿,表现为早期的意识障碍或瘫痪程度加重,或意识好转后又加重。

(2)体征:若伤及脑功能区,在受伤当时立即出现与受伤部位相应的神经功能障碍和体征。如语言中枢受损出现失语,运动中枢受损出现锥体束征,肢体抽搐或偏瘫等。若伤及额部,颞叶前端"哑区"等,可无局灶性症状和体征。

(3)辅助检查。①影像学检查:CT 检查为首选项目,可显示脑挫裂伤部位、范围及脑水肿程度和有无脑室受压及中线结构移位等;对开放性脑损伤可了解伤口、碎骨片和异物的具体情况,明确定位;MRI 检查时间较长,一般较少用于急性颅脑损伤的诊断。但对较轻的脑挫伤病灶显示优于 CT;X 线检查有助于了解颅骨骨折情况。②腰椎穿刺检查:腰椎穿刺脑脊液有大量红细胞,可与脑震荡鉴别。同时可测量颅内压或引流血性脑脊液,以减轻症状。但颅内压明显增高者禁忌腰穿。

3.心理、社会状况

评估患者及家属的心理状况和对疾病的认识程度。

(二)常用护理诊断/问题

1.意识障碍

与脑损伤、颅内压增高有关。

2.清理呼吸道无效

与意识障碍有关。

3.营养失调:低于机体需要量

与呕吐、长期不能进食有关。

4.潜在并发症

颅内压增高、脑疝、癫痫、感染、废用综合征、蛛网膜下腔出血、消化道出血等。

### (三)护理措施

**1.治疗原则**

以非手术治疗为主,防治脑水肿,减轻脑损伤后的病理生理反应,预防并发症。

(1)非手术治疗:严密观察病情;保持呼吸道畅通,防治呼吸道感染;营养支持和维持水,电解质及酸碱平衡;处理高热、躁动及癫痫,及时镇静、止痛、抗癫痫等对症处理,禁用吗啡和哌替啶;防治脑水肿是治疗脑挫裂伤的关键;促苏醒,脑保护和脑功能恢复治疗。

(2)手术治疗:继发性脑水肿严重;颅内血肿清除后,颅内压无明显缓解或一度好转又恶化出现脑疝者考虑局部病灶清除术或减压术。

**2.非手术治疗的护理/术前护理**

(1)一般护理。①休息与体位:抬高床头 15°～30°,昏迷者头偏向一侧,或侧卧位,防止口腔分泌物吸入气管引起呛咳或窒息。②饮食与营养;昏迷期间禁食,静脉输液补充,或给予鼻饲管喂养,恢复期可给予易消化饮食,记录 24 小时出入水量并维持水,电解质、酸碱平衡。③心理护理:由于伤后昏迷时间较长,恢复时间长,患者及家属常表现出精神紧张、忧虑、烦躁等情绪,应耐心向其解释病情和各种治疗、护理的必要性,以取得合作,促进康复。

(2)病情观察:对脑损伤患者进行动态病情观察是护理的要点之一,可早期发现脑疝征兆,同时为判断疗效和及时实施治疗措施提供重要依据。

意识状态;意识状态反应大脑皮质功能及病情轻重。意识状态改变是脑挫裂伤患者最常见的变化之一。伤后立即出现意识障碍,是原发性脑损伤的表现,伤后清醒后意识障碍又继续加重,是颅内压增高形成脑疝的表现。躁动患者突然出现安静昏睡,应立即报告医师并复查 CT。

生命体征:患者伤后可出现持续的生命体征紊乱。①体温:伤后早期,常因组织创伤反应,出现中等程度发热;若伤后昏迷,体温持续超过 40 ℃,为中枢性高热,提示下丘脑或脑干损伤;若伤后数天体温升高,常提示有感染性并发症。②呼吸、脉搏、血压:三者呈综合性改变,为避免患者躁动影响检查准确性,应先测呼吸,再测脉搏,后测血压。注意呼吸节律和深度、脉搏快慢和强弱以及血压和脉压变化。若伤后出现血压升高、脉搏减慢、呼吸深慢,则提示颅内压增高。

瞳孔:应观察瞳孔大小,形态及对光反射以及眼裂的大小、眼球的位置及活动情况等。每15～30分钟观察 1 次瞳孔,如有异常,及时报告医师。①若伤后立即出现一侧瞳孔散大,对光反射消失,但患者的生命体征平稳,神志清醒,多为动眼神经损伤。②若伤后一侧瞳孔散大,对侧肢体活动障碍,提示脑受压或脑疝。③双侧瞳孔大小形态多变,对光反射消失伴眼球分离或异位,多为脑干损伤的表现。④眼球不能外展且有复视者,多为外展神经受损。⑤眼球震颤常见于小脑或脑干损伤。⑥间接对光反射的有无可以鉴别视神经损伤与动眼神经损伤,视神经损伤间接对光反射存在,动眼神经损伤间接对光反射消失。要注意某些药物对瞳孔的影响,如有机磷农药中毒,毛果芸香碱、吗啡、氯丙嗪可使瞳孔缩小,阿托品、麻黄碱、可卡因等药物可使瞳孔散大。

神经系统体征:当一侧大脑皮质运动区损伤,伤后可立即出现对侧肢体的肌力减退且相对稳定;伤后一段时间才出现一侧肢体运动障碍,进行性加重伴意识障碍和瞳孔变化多为小脑幕切迹疝,使中脑受压、锥体束受损所致。

(3)对症护理。①高热的护理:高热可造成脑组织缺氧,加重脑损害。当脑干,下丘脑损伤时可出现中枢性高热,可采用人工冬眠低温疗法;对感染所致发热,主要遵医嘱使用抗生素并辅以物理降温。②躁动的护理:突发的躁动不安,常是患者意识恶化的先兆,可能伴有颅内血肿和脑水肿的发生;意识模糊的患者出现躁动不安,可能是因为疼痛、颅内压增高,尿潴留、肢体受压等引起,需查明原因及时排除,慎用镇静剂;对躁动患者不可强加约束,以防过度挣扎使颅内压进一步增高。避免坠床和抓伤,必要时专人护理。

(4)并发症的护理。

颅内压增高和脑疝:参见本章第一节相关内容。

昏迷的护理。①压疮:长期卧床患者需保持皮肤清洁干燥,定时翻身。注意耳郭、骶尾部、足跟骨隆突部位和敷料覆盖部位是否有压疮。②废用综合征:加强肢体功能锻炼,每天2～3次做四肢关节被动活动和肌肉按摩,保持四肢关节功能位,预防关节痉挛,肌萎缩。③坠积性肺炎:保持呼吸道通畅,定期翻身叩背,防止误吸和呼吸道感染。④泌尿系统感染:对尿潴留、留置导尿管的患者特别注意防止泌尿系统感染。留置尿管时间不宜过长,必须导尿时,严格无菌操作。需长期导尿者,宜行耻骨上膀胱造瘘术以减少泌尿系统感染。⑤暴露性角膜炎:定期清除眼分泌物,并滴抗生素眼药水。眼睑闭合不全者,用无菌纱布覆盖或涂眼药膏保护,预防暴露性角膜炎和角膜溃疡。

外伤性癫痫护理:任何部位脑损伤均可能导致癫痫。颅内血肿、脑挫裂伤、蛛网膜下腔出血可早期出现癫痫发作,脑瘢痕,脑萎缩可引起晚期癫痫发作。对癫痫患者应掌握其先兆,做好预防措施。发作时应有专人护理,用牙垫防止舌咬伤;及时清理呼吸道分泌物,保持呼吸通畅。外伤性癫痫可用苯妥英钠预防,发作时可用地西泮制止抽搐。癫痫完全控制后,继续用药1~2年,逐渐减量后停药,以防突然停药所致复发。

蛛网膜下腔出血护理:多由脑裂伤所致,患者可有头痛、发热,颈项强直等脑膜刺激征表现。遵医嘱给予解热镇痛药对症处理。病情稳定时,排除颅内血肿,颅内压增高,脑疝征象后可行腰椎穿刺,放出血性脑脊液缓解头痛。

消化道出血护理:应激性溃疡及糖皮质激素应用可诱发急性胃肠黏膜病变,引起消化道出血。遵医嘱补充血容量,停用糖皮质激素,使用胃酸分泌抑制剂如西咪替丁等。及时清理呕吐物,避免误吸。

3.术后护理

详见本书第七节颅内肿瘤患者的护理。

4.健康教育

(1)康复指导:脑损伤后遗留的运动、语言或智力障碍在伤后1~2年内有部分恢复的可能,鼓励患者树立信心,协助制订康复计划,坚持功能锻炼,以提高生活自理能力及社会适应能力。

(2)其他:对有外伤性癫痫的患者,外出时应有人陪伴,不可单独骑车,驾车、游泳、攀高等,以防意外,并应坚持长期服用抗癫痫药物,不可自行中断服药。

## 三、颅内血肿

### (一)概述

颅内血肿是颅脑损伤中最常见、最危险而又可逆的继发病变。颅内血肿形成后,可引起颅内压增高而导致脑疝的发生,如未及时发现处理,可危及患者生命。颅内血肿按照发病时间可分为急性(<3天)、亚急性(3天至3周)和慢性(≥3周)3种类型;按照血肿的来源和部位分为硬脑膜外血肿,硬脑膜下血肿和脑内血肿。

### (二)病因

1.硬脑膜外血肿

可发于任何年龄,但小儿少见。出血积聚于颅骨与硬脑膜之间,与颅骨损伤有密切关系。硬脑膜外血肿多见于颅盖骨折,出血主要来源于脑膜中动脉,血肿多见于颞部、额顶部和颞顶部。

2.硬脑膜下血肿

最常见的颅内血肿,约占外伤性颅内血肿的40%,可分为急性、亚急性和慢性。出血积聚于硬脑膜与蛛网膜之间。急性或亚急性型硬脑膜下血肿多见于额颞部,出血主要来源于挫裂的脑实质血管,大多由对冲性脑挫裂伤所致;慢性硬脑膜下血肿好发于老年人,多有轻微头部外伤史或无外伤史而与营养不良,维生素 C 缺乏、血管性疾病等有关。慢性硬膜下血肿可形成完整包膜,进展缓慢,可出现脑受压和颅内压增高症状。

**3.脑内血肿**

比较少见,在闭合性颅脑损伤中,发生率仅为 0.5%～1%。血肿发生在脑内,浅部血肿常与脑挫裂伤所致硬脑膜下血肿共存,多伴有颅骨凹陷性骨折;深部血肿多见于老年人,多由脑受力变形或剪切力使深部血管撕裂所致。血肿位于白质,脑表面可无明显挫伤。

**(三)护理评估**

**1.健康史**

了解患者受伤时间、原因、致伤源的强度及作用部位;了解头部有无伤口,有无意识改变,神经系统病征以及有无合并胸腹、脊柱的联合伤等;了解现场急救措施及用药情况;了解有无高血压,癫痫等既往病史。

**2.症状与体征**

(1)硬脑膜外出血。①意识障碍:意识障碍与原发性脑损伤的轻重和出血速度密切相关。通常在伤后数小时甚至 1～2 天内发生。其典型表现是在原发性意识障碍后有一个中间清醒期,然后再度出现意识障碍,并逐渐加重,即昏迷－清醒－昏迷。两次意识障碍的发生机制不同,前者是由原发性脑损伤引起,后者为继发性血肿及颅内压增高所致。如果原发性脑损伤较重或血肿形成迅速,则可能不出现中间清醒期。②颅内压增高及脑疝表现:一般成人幕上血肿＞20 mL、幕下血肿＞10 mL,即可导致颅内压增高症状。血肿进一步增大可形成脑疝。详见本章第一节相关内容。

(2)硬脑膜下血肿。①急性和亚急性硬脑膜下血肿:症状类似于硬脑膜外血肿,因脑实质损伤重,原发性意识障碍时间长,中间清醒期不明显。颅内压增高征象在 1～3 天内进行性加重。②慢性硬脑膜下血肿:较少见,多见于老年人。多数致伤外力小,出血缓慢。患者可有慢性颅内压增高、偏瘫失语等局灶症状和体征,有时可有智力障碍,精神失常,记忆力减退等表现。易误诊为老年性痴呆,神经官能症,高血压脑病、脑血管意外或颅内肿瘤等,中老年人如有上述临床表现,不论有无头部外伤史,应注意鉴别诊断。

(3)脑内血肿:以进行性加重的意识障碍为主,当血肿累及重要功能区,可出现偏瘫、失语、局灶性癫痫等定位体征。

3.辅助检查

CT 有助于明确诊断,可直接显示血肿大小,部位,还可了解脑室受压和中线结构移位的程度及并存的脑挫裂伤、脑水肿等情况。

硬脑膜外血肿:CT 表现为颅骨内板与硬脑膜之间的双凸镜形或弓形高密度影。

硬脑膜下血肿:急性或亚急性硬脑膜下血肿:CT 表现为脑组织表面新月形高密度混杂密度影,多伴有脑挫裂伤;慢性硬膜下血肿:在脑表面可见新月形、半月形低密度影,中线移位、脑室受压。还可见到脑萎缩及包膜的增厚钙化等。

脑内血肿:表现为脑挫裂伤区附近或脑深部白质内圆形或不规则高度影。

4.心理、社会状况

评估家属对患者的关心程度和支持能力。

(四)常用护理诊断/问题

1.意识障碍

与颅内血肿、颅内压增高有关。

2.知识缺乏

缺少有关疾病治疗,术后预防复发的康复知识。

3.潜在并发症

颅内压增高,脑疝、颅内感染,术后血肿复发。

(五)护理措施

1.治疗原则

(1)手术治疗:颅内血肿一经确诊原则上应立即手术治疗,开颅清除血肿并彻底止血。

慢性硬脑膜下血肿已形成完整包膜者多采用颅骨钻孔引流术,术中置管冲洗清除血肿,术后保持引流 2～3 天,以利脑组织膨出和消灭无效腔。脑内血肿多采用骨瓣或骨窗开颅。少数深部血肿,可选用开颅血肿清除或钻孔引流术。

(2)非手术治疗:若颅内血肿较小,患者无意识障碍和颅内压增高症状和体征,可在严密病情观察下行脱水等非手术治疗。若发现病情变化或血肿增大,有脑疝早期症状者应立即行手术治疗。

2.非手术治疗护理/术前护理

(1)一般护理。①休息与体位:绝对卧床休息,抬高床头 15°～30°;以利静脉回流,降低颅内压。如复查 CT 时需搬动患者时,有引流管者,暂时夹闭引流管,保持头部与躯体成一条直线。②饮食与营养:昏迷患者禁食,可通过静脉补充水和电解质,也可通过鼻饲胃管予以营养支持,清醒和术后饮食需有规律、不能过饱,多食富含蛋白、维生素易消化食物,戒烟、酒,保持大便通畅。③心理护理:由于颅内血肿患者及家属心理负担极重,应针对其不良心理状态予以疏导,加强关于疾病知识的宣教,以增强患者及家属的信心。对在治疗护理中需要得到配合的事项进行详细说明,以取得患者合作。

(2)病情观察:密切观察生命体征、意识、瞳孔及肢体改变,及早发现异常情况,及时报告医师处理。

(3)对症护理。①保持呼吸道通畅:及时清理口腔及呼吸道分泌物,呕吐物,观察痰液的性质和量,每 1~2 小时翻身、叩背 1 次,保持病室内空气新鲜。②高热的护理:若脑外伤累及体温调节中枢,可发生中枢性高热,可遵医嘱使用冬眠药物、物理降温以及皮质激素治疗;如因感染而致的发热,遵医嘱在使用抗生素治疗的同时辅以物理降温。

3.术后护理

颅内血肿为继发性脑损伤,在执行原发性脑损伤相关护理措施之外,还应加强以下护理工作。

(1)病情观察:密切观察患者意识状态、生命体征,瞳孔变化等,一旦发现颅内压增高征象,应积极采取措施降低颅内压,同时做好术前准备。术后观察病情变化,判断血肿清除效果并及时发现术后血肿复发迹象。

(2)留置引流管的护理。①体位:患者取平卧位或头低足高患侧卧位,以便充分引流。②引流瓶(袋)应低于创腔 30 cm,保持引流管通畅。③注意观察引流液的性质和量。④术后 3 天左右行 CT 检查,证实血肿消失后可拔管。

(3)其他:慢性硬脑膜下血肿术后不使用强力脱水剂,亦不严格限制水分摄入,以免颅内压过低影响脑膨出。

4.健康教育

(1)对存在偏瘫、失语,或生活不能自理的患者,病情稳定后即开始康复锻炼。耐心指导患者,制订合适目标,指导加强肢体、语音的训练,促进其早日康复。

(2)指导家属生活护理方法及注意事项。

# 第四节　颅 骨 骨 折

颅骨骨折是指暴力作用于颅骨，引起颅骨结构的改变。颅骨骨折的严重性并不在于骨折本身，而在于骨折同时并发的颅内血肿、脑膜、血管及脑神经的损伤。

## 一、颅盖骨折

颅盖骨折是指发生在颅盖部分的骨折。当暴力作用于头部，颅骨的变形超过其弹性限度时，则可发生骨折。以顶骨最多见，额骨次之。颅盖骨折分为线性骨折和凹陷性骨折两种，其中前者发生率最高，骨折处可有头皮挫伤或头皮血肿，常伴骨膜下血肿。凹陷性骨折在骨折处常有头皮肿胀与血肿，可合并脑挫伤，骨折片伤及静脉窦时可合并颅内血肿。

### (一)护理评估

1.健康史

重点评估受伤原因、受伤过程，判断有无脑损伤，有无其他合并伤。了解现场急救情况，用药情况及止血、止痛措施。了解有无重要疾病史，如高血压、癫痫等。

2.身体状况

(1)症状与体征。①线性骨折：局部压痛、肿胀；并常伴局部骨膜下血肿。应警惕合并脑损伤和颅内血肿的可能。②凹陷性骨折：多见于额、顶部。单纯性凹陷性骨折，多为闭合性损伤，头皮完整，不伴有脑损伤。粉碎性凹陷性骨折常伴有硬脑膜和脑组织损伤，或骨折位于脑重要功能区，引起颅内出血、偏瘫、失语、癫痫等神经系统定位体征。

(2)辅助检查。①X线平片：颅盖骨折时，X线平片可帮助了解有无骨折片陷入及陷入的深度和有无合并脑损伤。②头部 CT：可确诊骨折情况，并有助于脑损伤的诊断。

3.心理、社会状况

了解患者因颅盖骨折而引起的焦虑、恐惧心理反应的程度，对疾病知识的了解程度及家属对患者的关心程度和支持能力。

**(二)常见护理诊断/问题**

1.疼痛

与损伤和颅内压增高有关。

2.焦虑/恐惧

与颅骨骨折的诊断及担心疗效有关。

3.潜在并发症

骨膜下血肿、颅内压增高、癫痫。

**(三)护理措施**

1.治疗原则

单纯的线性骨折或凹陷性骨折下陷较轻,范围不大者可观察,一般无须特殊处理。若凹陷深度＞1 cm;位于重要功能区;合并脑损伤,大面积的骨折片陷入颅腔引起颅内压增高者或并发脑疝者;骨折片刺入脑内;骨折片压迫脑组织引起神经系统体征或癫痫者需手术整复或摘除陷入的骨片。

2.非手术治疗/术前护理

(1)一般护理。①休息与体位:如有颅盖凹陷性骨折,应绝对卧床休息,抬高床头 15°～30°,有利于颅内静脉回流。②饮食与营养;遵医嘱补充液体与电解质,维持水,电解质及酸碱平衡。鼓励患者合理饮食,加强营养,以利疾病恢复。③心理护理:评估患者的心理状态,给予精神鼓励和支持,帮助患者减轻焦虑,恐惧程度,向患者及家属介绍治疗方法、给予必要的健康教育。

(2)病情观察:密切观察生命体征,观察有无头痛、呕吐、意识障碍等颅内压增高表现,警惕硬膜外血肿的发生。观察有无偏瘫、失语,视野缺损等局灶症状与体征,警惕凹陷性骨折压迫脑组织。发现异常及时通知医师进行处置。

(3)对症护理。①缓解疼痛:对剧烈疼痛者,可遵医嘱给予止痛剂。②预防感染:常规使用破伤风抗毒素和抗生素抗感染。③并发症的护理。骨膜下血肿:线性骨折常伴有骨膜下血肿,注意观察血肿范围和出血量,遵医嘱给予止血、镇痛药。颅内压增高和脑疝:参见本章第一节相关内容。癫痫:凹陷性骨折患者可因脑组织受压出现癫痫,遵医嘱使用抗癫痫药物,注意观察病情和药物作用。

3.健康教育

(1)指导有颅骨缺损患者,避免局部碰撞,以免造成脑组织损伤。嘱患者伤后 6 个月左右可做颅骨成形术。

(2)对颅盖骨折后有癫痫发作史者,指导其按医嘱服用抗癫痫药物,不能自行停药或减量,指导其家属关于癫痫发作时的急救措施。

## 二、颅底骨折

颅底骨折是由强烈间接暴力所致或由颅盖骨折延伸而来,多为线性骨折。因颅底部的硬脑膜与颅骨贴合紧密,颅底骨折易撕裂硬脑膜,出现脑脊液外漏成为开放性骨折。颅底骨折按其解剖部位可以分为颅前窝骨折,颅中窝骨折和颅后窝骨折。

### (一)护理评估

#### 1.健康史

评估患者致伤原因,致伤强度以及作用部位;了解现场急救情况,用药情况及止血、止痛措施;了解伤后表现、有无耳、鼻出血或流液,局部有无瘀斑,有无脑神经受损症状;了解有无重要疾病史,高血压、癫痫等。

#### 2.身体状况

(1)症状与体征:损伤部位不同,其临床表现各异(表2-3)。

表 2-3　颅底骨折的临床表现

| 骨折部位 | 脑脊液漏 | 瘀斑位置 | 可能累及的脑神经及相应症状 |
|---|---|---|---|
| 颅前窝 | 鼻漏 | 眶周(熊猫眼征)、球结膜下(兔眼征) | 嗅神经-嗅觉障碍<br>视神经-视觉减退或失明 |
| 颅中窝 | 鼻漏和耳漏 | 乳突区(Battle 征) | 面神经-周围性面瘫<br>听神经-耳鸣,听力障碍 |
| 颅后窝 | 无 | 乳突部、枕下部、咽后壁 | 偶有Ⅸ～Ⅻ对脑神经损伤 |

(2)辅助检查。①实验室检查:耳、鼻流出液做葡萄糖定量检测,有助于明确有无脑脊液漏并可与鼻腔分泌物鉴别。②影像学检查:X 线检查对颅底骨折意义不大。CT 扫描可清楚显示骨折的部位,有助于眼眶及视神经管骨折的诊断,还可了解有无脑损伤,故有重要价值。

#### 3.心理、社会状况

评估患者对疾病的了解程度,对治疗及其配合事项的知情情况,由于疾病治疗时间较长,注意评估患者及家属的焦虑、恐惧,无助等心理反应及程度,并给予及时的疏导和鼓励。

### (二)常见护理诊断/问题

#### 1.知识缺乏

缺乏脑脊液外漏的护理知识。

**2.有感染的危险**

与脑脊液外漏有关。

**3.潜在并发症**

颅内压增高、颅内低压综合征、颅内出血等。

**(三)护理措施**

**1.治疗原则**

颅底骨折本身无须特殊处理,重点是预防颅内感染。脑脊液漏属于开放性损伤,需给予破伤风抗毒素及抗生素治疗,以预防感染。多数脑脊液漏能在1～2周自愈,持续4周以上未愈合者应及时进行硬脑膜修补,封闭漏口。若骨折片或血肿压迫视神经或面神经,应尽早行手术减压。

**2.非手术治疗护理/术前护理**

(1)一般护理。①休息与体位:脑脊液外漏时,需绝对卧床休息,取头高位,头部抬高15°～30°,头偏向患侧,借重力作用使脑组织移至颅底,促使脑膜粘连以利漏口封闭。②饮食与营养:进食高蛋白质、易消化、营养丰富的食物,避免刺激性和坚硬、需用力咀嚼的食物。多吃蔬菜、水果等,以保持大便通畅,防止便秘,呕吐剧烈者禁食。③心理护理:患者颅底骨折出现脑脊液漏,颅神经损伤症状时,大都十分紧张;加之住院期间需长期卧床,日常活动受到限制,治疗费用高,患者可出现焦虑、烦躁情绪,要针对以上情况做好知识宣教,使患者了解颅底骨折的相关知识,保持良好心态,积极配合治疗。

(2)病情观察:①观察有无体温升高、脑膜刺激征等颅内感染征象,及时发现和处理。②明确有无脑脊液外漏并估计外漏量。观察并询问患者是否经常有腥味液体流至咽部。颅脑外伤后,若有淡红色液体自患者鼻腔、外耳道流出,可疑为脑脊液漏,但需与血性渗液区分。脑脊液漏还需与鼻腔分泌物进行鉴别。在鼻前庭或外耳道口松松放置干棉球,随湿随换,观察24小时浸湿棉球数,估计并记录脑脊液外漏量。③警惕颅内低压综合征,详见"并发症的观察与护理"相关内容。

(3)脑脊液漏的护理:当有脑脊液外漏时,应加强耳、鼻、呼吸道护理,预防颅内感染。①体位:绝对卧床休息,取头高位,头部抬高15°～30°,头偏向患侧,借重力作用使脑组织移至颅底,促使脑膜粘连以利漏口封闭。②局部清洁消毒,保持外耳道、鼻腔和口腔清洁:颅底骨折出现脑脊液漏时,头部垫消毒治疗巾,污染时及时更换。每天2次清洁、消毒鼻前庭或外耳道内的血迹和污垢,防止液体引流受阻而逆流。在鼻前庭或外耳道口松松放置干棉球,随湿随换,观察24小时浸湿棉球数,估计并记录脑脊液外漏量。③严禁从鼻腔吸痰和放置胃管;禁止严堵深塞鼻腔和外耳道;禁止耳鼻滴药和冲洗;禁忌腰椎穿刺。④避免用力咳嗽、打喷嚏、擦鼻涕;避免用力排便,以免颅内压的骤然变化导致脑脊液反流。⑤用药护理:遵医嘱给予抗生素和破伤风抗毒素治疗。

(4)并发症的观察与护理。①颅内感染:做好脑脊液漏护理,是预防颅内感染的关键。保持局部清洁,每天清洁外耳道、鼻腔、口腔,防止逆行感染;遵医嘱应用抗生素预防感染,并注射破伤风抗毒素。②颅内低压综合征:若脑脊液外漏过多,颅内压过低可导致颅内血管扩张,出现剧烈头痛、眩晕、呕吐、厌食,反应迟钝、脉搏细弱、血压偏低等症状。头痛立位时加重,卧位时缓解。一旦发生应取平卧位,头稍抬高,以防脑脊液外漏过多;遵医嘱补充大量水分以缓解症状。

3.健康教育

(1)指导有颅骨缺损的患者,避免局部碰撞,以免造成脑组织损伤。嘱患者伤后 6 个月左右可做颅骨成形术。

(2)有剧烈头痛、眩晕,呕吐等不适时及时到医院就诊。

# 第五节　脑　脓　肿

## 一、概述

脑脓肿是指化脓性病原体侵入脑内引起的化脓性炎症和局限性脓肿。主要病原体是化脓性细菌,其次是真菌及原虫。

可发生于任何年龄,以青、中年多见,脑脓肿可发生在脑内任何部位,可单发或多发。

## 二、病因

耳源性脑脓肿最常见,继发于慢性化脓性中耳炎或乳突炎;血源性脑脓肿多为多发性小脓肿,致病菌经血液循环进入脑组织;其他还有外伤性、鼻源性和原因不明的隐源性脑脓肿。

### 三、护理评估

#### (一)健康史

了解其他部位有无感染病史以及有无颅脑外伤手术史等。

#### (二)身体状况

1.症状

(1)局限性脑炎或脑膜炎:起病早期主要表现为畏寒、发热、头痛、呕吐及轻度的脑膜刺激征。

(2)中毒性症状:脓肿形成期可出现发热或体温正常或低于正常,食欲缺乏,全身乏力等。

(3)颅内压增高及局部脑受压症状:表现为持续性剧烈头痛,夜间加剧;与饮食无关的喷射状呕吐,意识障碍;与体温不一致的徐缓脉搏;以及打哈欠,频繁的无意识动作及性格行为改变等。

(4)脑疝形成和脓肿破溃:随病情发展,颅内压增高可致脑疝、昏迷、呼吸和循环衰竭而死亡;接近脑表面或脑室的脓肿,若突然破溃,可使病情迅速恶化,患者出现高热、昏迷、抽搐、角弓反张,如不及时救治,可迅速死亡。

2.体征

脑脓肿位于半球者可见对侧肢体偏瘫,对侧肢体强直性痉挛,同侧瞳孔散大,出现对侧锥体束征;脓肿位于小脑者可表现为强迫头位、眼球震颤、步态不稳,共济失调和同侧肢体肌张力降低,眼底检查可见眼底静脉怒张、出血。

3.辅助检查

(1)实验室检查。①血常规检查:白细胞计数和中性粒细胞数增加。②脑脊液检查:脑脊液蛋白质含量增高,并有白细胞计数轻度增加,血沉加快。

(2)影像学检查:CT 和 MRI 扫描可以确定脓肿的部位、大小、数目,形态,是诊断的首选方法。

#### (三)心理、社会状况

评估患者及家属的心理状况,对疾病相关知识的了解程度以及对治疗和护理的配合程度。

### 四、常见护理诊断/问题

#### (一)体温过高

与颅内感染有关。

## (二)脑组织灌注异常

与颅内压增高有关。

## (三)潜在并发症

颅内压增高、脑疝。

## 五、护理措施

### (一)治疗原则

**1.非手术治疗**

(1)控制感染：在脓肿未完全局限前，应积极抗感染，选择致病菌敏感的抗生素，使用抗生素要及时，剂量要充足，抗菌谱全面，一般脓肿切除术后应用抗生素不少于2周。

(2)降低颅内压：采用甘露醇等高渗溶液快速，静脉滴注，防治因脑水肿而引起颅内压增高。

**2.手术治疗**

在脓肿形成后，手术是其唯一有效的治疗方法。穿刺抽脓术，简单易行，常作为紧急救治的措施。对于外伤性脑脓肿，感染或颅内有异物存留可行切开引流术。对脓肿包膜形成好，位于非重要功能区者，可行脓肿切除术。

### (二)非手术治疗护理/术前护理

**1.一般护理**

(1)休息与体位：脓肿形成期应绝对卧床休息，保证充足睡眠，减少机体损耗，提高抗病能力。小脑脓肿术后取侧卧位或侧俯卧位，大脑脓肿术后取平卧或头高位，避免局部受压，同时有利于减轻脑水肿。

(2)饮食与营养：脑脓肿患者病程长、频繁呕吐，体质消耗大，应给予营养丰富的高蛋白质、高热量、易消化饮食；对昏迷者给予鼻饲流质软食，改善其营养状态；术后麻醉清醒后6小时，可根据具体情况先给予少量流质饮食，以后逐渐改为半流质，软食。

(3)心理护理：向患者讲解该病的发病机制，疾病过程，避免不良刺激，帮助患者消除消极的心理，增加战胜疾病的勇气，保持情绪稳定，积极配合治疗和护理。

**2.病情观察**

严密观察生命体征变化及呼吸、头痛等变化。如患者突然出现高热、昏迷、抽搐、颈部强直等症状,应考虑脓肿破溃,立即通知医师并配合处理。

3.用药护理

遵医嘱给予抗菌药物控制感染。若出现高热,及时给予药物及物理降温。

4.对症护理

(1)高热的护理:脑脓肿形成期可有高热,脓肿形成后体温多正常或低于正常,少数患者体温可轻度升高,手术治疗后可有短时间体温升高后恢复正常。对持续高热者可采用人工冬眠疗法与物理降温。

(2)便秘的护理:避免用力排便以免引起颅内压增高,便秘时应用缓泻剂或低压灌肠。

(3)防止意外受伤:有癫痫发作、意识障碍的患者,应使用床栏,约束带,防止坠床。有癫痫发作者连续服药,控制癫痫大发作。

(4)脑疝的护理:参见本章第一节相关内容。待生命体征稳定后应行颅骨钻孔穿刺抽脓。

(三)术后护理

1.用药护理

遵医嘱使用抗菌药物控制感染。

2.做好脓腔的引流

(1)协助患者取舒适体位,脓腔引流管置于脓腔的中心部位,至少低于脓腔30 cm,以充分引流。

(2)术后24小时后,当创口周围粘连形成时才可用生理盐水低压囊内冲洗,冲洗完后注入抗菌药物,再夹闭引流管2~4小时。

(3)保持引流管局部敷料的干燥固定,头部敷料渗湿时应查明原因并通知医师更换。

(4)每24小时在无菌技术条件下更换引流袋,在更换时,先关闭引流管,再用0.5%碘伏消毒,然后连接引流管,防止气体进入颅内造成颅内积气。

(5)当引流液清亮、血常规指标接近正常、头颅 CT 复查示中线结构复位及脓腔闭合时,可行拔管。

(四)健康教育

(1)对遗留偏瘫、失语的患者,要多说鼓励的语言,增加战胜疾病的信心,制订合理目标,指导康复训练,训练患者的语言及听觉功能;对偏瘫患者的瘫痪肢体要经常按摩,以促进局部的血液循环,并进行被动运动和主动运动,防止肌肉萎缩。指导患者瘫痪肢体要保持功能位置,并配合高压氧、针灸、理疗提高机体的修复能力。

(2)定期来院复诊,如患者出现头痛、高热、呕吐、昏迷,抽搐要考虑脑脓肿复发,应立即来院就医治疗。

# 第六节　脑血管疾病

## 一、概述

脑血管疾病是指各种血管源性脑病变引起的脑功能障碍。脑血管疾病与心脏病、恶性肿瘤构成了人类三大致死疾病。常见脑血管疾病有下列 3 种。

### (一)颅内动脉瘤

颅内动脉瘤指脑动脉壁的异常膨出,是引起自发性蛛网膜下腔出血的最常见原因。80%发生在大脑动脉环的前部及其邻近的动脉主干上,在脑血管意外中占第 3 位,仅次于脑血栓形成和高血压性脑出血。发病年龄以 40~60 岁常见。

### (二)颅内动、静脉畸形

颅内动、静脉畸形指先天性脑血管发育异常,是由一支或几支弯曲扩张的动脉和静脉形成的一个血管团。颅内动、静脉畸形可位于大脑半球的任何部位,以顶叶多见,其次是额叶和颞叶,发病年龄以 20~30 岁多见,男性稍多于女性。

### (三)脑卒中

脑卒中又称脑血管意外,是由各种原因引起的脑血管疾病急性发作,引起脑供应动脉狭窄,闭塞或破裂,造成急性脑血液循环障碍,并出现相应临床症状及体征。其包括缺血性脑卒中和出血性脑卒中 2 种类型,部分脑卒中患者需外科治疗。

1.缺血性脑卒中

多发生于 60 岁以上,占脑卒中患者的 60%~70%,在动脉粥样硬化的基础上,颈内动脉或椎动脉血栓形成造成狭窄和闭塞,使脑组织缺血、坏死,出现相应的神经功能障碍及意识改变。由某些引起血流缓慢和血压下降的因素也是本病的诱因。因此,本病常在睡眠中发作。

2.出血性脑卒中

多发生于50岁以上的高血压动脉粥样硬化患者,男性多于女性,是高血压病死亡的主要原因。出血是因粟粒状微动脉瘤破裂所致。可因剧烈活动或情绪激动而诱发。

## 二、护理评估

### (一)健康史

评估患者的年龄、性别,本次起病的形式,症状及持续时间,有无颅内动静脉畸形、动脉粥样硬化,高血压、创伤等病史。

### (二)身体状况

1.症状和体征

(1)颅内动脉瘤。

局灶症状:取决于动脉瘤的部位、毗邻解剖结构及动脉瘤大小。>7 mm 动脉瘤可出现压迫症状。如动眼神经麻痹引起单侧眼睑下垂、瞳孔散大,内收、上、下视不能,直,间接对光反射消失;大脑中动脉的动脉瘤出血可形成血肿压迫,其他部位动脉瘤出血后诱发脑血管痉挛引起脑梗死,患者可出现偏瘫,失语。巨大动脉瘤影响到视路,患者可有视力视野障碍。

出血症状:①中,小型动脉瘤未破裂出血,临床可无任何症状,称为未破裂动脉瘤;②动脉瘤一旦破裂出血,临床表现为严重的蛛网膜下腔出血,发病急剧,患者突发剧烈头痛,频繁呕吐,大汗淋漓,体温可升高。颈强直,克氏征阳性。也可出现意识障碍,甚至昏迷。脑膜刺激征多见,严重者可因颅内压增高诱发脑疝。部分患者出血前有劳累,情绪激动等诱因,也有的无明显诱因或在睡眠中发病;③多数动脉瘤破口会被凝血封闭而出血停止,病情逐渐稳定。随着破口周围血块溶解,2周内动脉瘤可能再次破溃出血。

脑血管痉挛:蛛网膜下腔出血可诱发脑血管痉挛,广泛脑血管痉挛,会导致脑梗死发生,患者表现意识障碍、偏瘫、失语甚至死亡。

(2)颅内动、静脉畸形。①出血:是颅内动静脉畸形最常见症状,占52%～77%,出血可至脑内,硬脑膜下、蛛网膜下腔。发生于脑内血肿时有压迫症状出现,并可遗有部分功能障碍,还可引起交通性脑积水。出血较多者可伴有意识障碍、头痛、呕吐症状等。②癫痫:是较常见的首发症状。可单独出现,也可在颅内出血时发生,与动静脉短路使局部缺血,邻近组织胶质样变有关。③头痛:一半患者有头痛史,为单侧局部或全头痛,间断性或迁延性。④神经功能障碍:周围脑组织缺血萎缩、血肿压迫或合并脑积水所致。可出现运动、感觉、视野以及语言功能障碍。个别患者有三叉神经痛或头颅杂音。

(3)脑卒中。

缺血性脑卒中:根据神经功能障碍的轻重程度和症状所持续的时间分为3种类型。①短暂性脑缺血发作:可出现突发性单侧肢体运动障碍,感觉障碍,失语,单眼短暂失明,少有意识障碍等颈内动脉缺血的表现,或出现耳鸣,听力障碍、眩晕等椎动脉缺血的表现,症状持续时间短,可反复发作,自行缓解,不留后遗症。②可逆性缺血性神经功能障碍:症状与短暂性脑缺血发作基本相同,但神经功能障碍持续时间超过 24 小时,可达数天或数十天,最后可逐渐恢复。③完全性脑卒中:症状比前二者更严重,常有意识障碍,神经功能障碍长期不能恢复。

出血性脑卒中:表现为突发意识障碍和偏瘫,严重者可出现深昏迷,完全性偏瘫及大脑强直,生命体征紊乱。

2.辅助检查

(1)脑血管数字减影造影:数字减影血管造影能清楚地显示颈内动脉、椎基底动脉、颅内大血管及大脑半球的血管图像,还可测定动脉血流量。对于动脉瘤、动静脉畸形,不但能提供病变的确切部位,而且对病变的范围及严重程度可清楚地了解,为手术提供可靠的客观依据。另外,对缺血性脑血管疾病,数字减影血管造影可清楚地显示动脉管腔狭窄,闭塞、侧支循环建立情况等,对于脑出血,可进一步查明出血原因。

(2)头颅 CT:可了解大脑半球中线结构有无移位,在急性出血期间,CT 可确定出血部位及程度。

(3)头部 MRI:能良好地显示病变和脑解剖关系。

### (三)心理、社会状况

评估患者及家属对疾病的恐惧,焦虑程度,对疾病和手术治疗相关知识的了解程度,对急诊手术有无思想准备等。

### 三、常用护理诊断/问题

#### (一)疼痛

与颅内出血及开颅手术有关。

#### (二)意识障碍

与颅内出血有关。

（三）潜在并发症

颅内压增高、脑疝癫痫发作、脑脊液漏等。

### 四、护理措施

#### （一）治疗原则

**1.颅内动脉瘤**

颅内动脉瘤包括了非手术治疗和手术治疗。非手术治疗，主要是防止颅内动脉的出血和再出血以及控制动脉痉挛。手术治疗首选开颅夹闭动脉瘤。

**2.颅内动、静脉畸形**

手术切除是其首选。对直径＜3 cm位于重要功能区和脑深部的颅内动、静脉畸形可采用伽马刀治疗；血管内栓塞术对体积较大，血流丰富的颅内动静脉畸形可采用。术后要择期复查数字减影血管造影。

**3.缺血性脑卒中**

一般先采用非手术治疗，卧床休息，早期抗凝治疗疗效较好，但需动态监测凝血酶原时间，同时给予扩张血管、扩容、血液稀释治疗等。手术治疗是针对脑动脉完全栓塞者，为改善病变区血运，24小时可行颈动脉内膜切除术，颅外-颅内动静脉吻合术。

**4.出血性脑卒中**

绝对卧床休息，严密监测病情，如病情加重，可考虑开颅清除血肿术。年老、病重、有重要器官功能不全，不宜手术治疗，对出血破入脑室者应加脑室外引流术。

#### （二）非手术治疗护理/术前护理

**1.一般护理**

（1）休息与体位：急性期绝对卧床休息。脑梗死者取平卧位；脑出血者床头抬高15°～30°；蛛网膜下腔出血者卧床4～6周，复发者延长至8周，尽量避免移动头部和不必要的操作，每2～4小时翻身1次。

（2）饮食与营养：病情危重者禁食1～2天，通过静脉途径补充能量和水分，2天后可鼻饲高蛋白质、高维生素、易消化流质食物。有消化道出血者，应禁食并积极治疗。

（3）心理护理：加强护患沟通，给患者以支持、安慰、鼓励，给患者同情、关心、爱护，体贴和帮助，掌握心理变化规律，根据疾病不同时期的心理变化特点，灵活采取不同的心理护理措施。了解患者的人格特点和行为,进行健康教育。

2.病情观察

严密观察意识,瞳孔、生命体征的变化,每 15～30 分钟观察并记录 1 次。如患者有意识障碍加重,头痛剧烈、瞳孔大小不等,血压升高,呼吸,脉搏缓慢,应高度怀疑有再次出血或脑疝的可能;若出现突然失语,肢体瘫痪程度加重、意识障碍加深等,则可能有新的脑栓塞形成,应及时通知医师,迅速建立静脉通路,降低颅内压和出血,必要时完善急诊术前准备。

3.对症护理

(1)保持呼吸道通畅:有意识障碍者取头高侧卧位,及时清除呕吐物和呼吸道分泌物,防止坠积性肺炎的发生。给予氧气吸入,必要时气管内插管或气管切开行机械通气,每天行口腔护理 2 次。

(2)头痛的护理:颅内压增高引起的头痛表现为搏动性头痛,常发生在术后 2～4 天脑水肿高峰期,需使用高渗利尿剂及糖皮质激素治疗,降低颅内压,从而缓解头痛;为了减轻术后血性脑脊液刺激脑膜引起的头痛症状,同时为了降低颅内压,在手术后早期可反复行腰椎穿刺引流血性脑脊液,直至脑脊液清亮,头痛可逐渐消失。由于吗啡,哌替啶有缩小瞳孔,抑制呼吸的不良反应,在颅脑手术后引起的头痛中不能轻易使用,以免影响临床观察,脑术后 24 小时内引起的头痛可用一般止痛剂缓解。

(3)防止意外受伤:对癫痫发作、偏瘫、有意识障碍者要加强防护、保障安全,防止意外的发生。

**(三)术后护理**

1.一般护理

绝对卧床休息 24 小时,重症监护,病情必须稳定后才可转入普通病房。严密观察生命体征、瞳孔、意识状态,肢体活动及语音功能等,及时发现异常并通知医师处理。

2.并发症的观察与护理

(1)颅内压增高及脑疝:参考颅内压增高与脑疝患者护理相关内容。

(2)脑脊液漏:参考颅骨骨折相关内容。

**(四)健康教育**

(1)指导患者及家属加强肢体功能锻炼和日常生活能力训练。病情稳定后早期开始康复训练,包括肢体的被动及主动运动、语言能力及记忆力等。教会患者及家属常用护理技能,特别是日常生活活动能力训练。为了防止患肢关节挛缩、变形和关节脱位变形,需保持肢体功能位,交替或配合进行患肢按摩与功能锻炼。

(2)指导患者控制血压,规律服药,保持大便通畅,防止出血性脑卒中患者再次发生脑出血。

(3)定期接受随访,定期复查。若发现动脉瘤破裂出血表现(如头痛、呕吐,意识障碍、偏瘫等),则应及时就医。

# 第七节 颅内肿瘤

## 一、疾病概述

### (一)概念

**1.垂体腺瘤**

垂体位于颅内蝶鞍窝内,周围有硬脑膜包围,上面以鞍膈与颅腔隔开。垂体又分前后两叶,前叶为腺垂体,后叶为神经垂体;垂体前叶分泌多种激素,如促肾上腺皮质激素、生长激素、泌(催)乳激素、黄体生成激素、卵泡刺激素和促甲状腺激素。垂体后叶主要储存下丘脑分泌的血管升压素和缩宫素。垂体腺瘤是颅内最常见的肿瘤之一,大多为良性肿瘤,生长缓慢,好发于青壮年,约占85%。人口发病率一般为1/10万。垂体激素分泌异常,对患者的生长、发育、劳动能力、生育功能有严重的损害,并造成一系列社会心理影响。

**2.颅咽管瘤**

颅咽管瘤起源于原始口腔外胚层形成的颅咽管残余上皮细胞,占颅内肿瘤的5%,是常见的颅内先天性肿瘤。各年龄均可发病,但以青少年多见,约半数为儿童,是儿童最常见的鞍区肿瘤。肿瘤多发于鞍上,可向下丘脑、鞍旁、鞍内、第三脑室、额底、脚间前池发展。压迫视交叉、垂体,影响脑脊液循环。肿瘤多数为囊性或部分囊性,完全实质性者较少见。肿瘤囊壁由肿瘤结缔组织基质衍化而来,表面光滑,囊壁内面可见小点状钙化灶。

**3.听神经瘤**

听神经瘤起源于第Ⅷ脑神经的鞘膜,而且绝大多数起源于前庭神经的鞘膜,起于耳蜗神经者极少。大多发生于一侧,少数双侧发病,多为神经纤维瘤病的一个局部表现。听神经瘤是颅内常见的良性肿瘤之一,占8%～10%,年发病率1/10万。位于脑桥小脑角区。

**4.松果体区肿瘤**

松果体位于颅腔正中,前部为第三脑室后壁,后部为小脑幕切迹游离缘、大脑镰和小脑幕结合处,上部达胼胝体压部,下部为中脑四叠体和中脑导水管。松果体区肿瘤主要指来源于第三脑室后部和松果体的恶性肿瘤,文献报道约占颅内肿瘤的2%,多见于男性青少年,且松果体生殖细胞瘤最为常见,其次为胶质瘤和畸胎瘤。

**5.神经胶质瘤**

神经胶质瘤是由神经外胚叶衍化而来的胶质细胞发生的一大类原发肿瘤的总称,是最常见的恶性颅内肿瘤。从神经外胚叶中衍化而来的胶质细胞有星形胶质细胞、少枝胶质细胞和室管膜细胞等。世界卫生组织中枢神经系统肿瘤分类中依照其病理组织学类型分为Ⅰ～Ⅱ级为低级别,Ⅲ级和Ⅳ级称为高级别胶质瘤,占所有胶质瘤的77.5%,发病部位以大脑半球最多,其次为蝶鞍区、小脑、脑室及脑干。一般不向颅外转移,在颅内直接向邻近正常脑组织浸润扩散。

**6.脑膜瘤**

脑膜瘤是成人常见的颅内良性肿瘤,占颅内原发肿瘤的14.3%～19%,发病率仅次于胶质瘤。发病的年龄高峰为45岁左右,脑膜瘤有完整的包膜。常见发生部位包括矢状窦旁、半球凸面、鞍结节、蝶骨嵴、嗅沟、大脑镰、侧脑室、小脑幕、颅中窝、眼眶、小脑脑桥角、斜坡和枕骨大孔。60%～70%沿大脑镰(包括矢状窦旁)、蝶骨嵴(包括鞍结节)生长。脑膜瘤周围脑血管呈包绕状移位,血运非常丰富,肿瘤同时接受来自颈外、颈内动脉或椎动脉系统的双重供血。

**(二)相关病理生理**

**1.垂体腺瘤**

垂体腺瘤分为嗜酸性、嗜碱性、嫌色性及混合性细胞腺瘤。根据超微结构又可分为:①催乳素细胞腺瘤;②生长激素细胞腺瘤;③促肾上腺皮质激素细胞腺瘤;④促甲状腺素细胞腺瘤;⑤促性腺激素腺瘤;⑥内分泌功能细胞腺瘤;⑦无内分泌功能细胞腺瘤;⑧恶性垂体腺瘤。

**2.颅咽管瘤**

颅咽管瘤大多数是囊性的,囊壁光滑并有钙化,囊液机油样。

### 3.听神经瘤

听神经干或分支被肿瘤推移到瘤包膜下,肿瘤呈实质、囊变、脂肪变或者出血。

### 4.松果体区肿瘤

50%以上的松果体区肿瘤是生殖细胞瘤,呈浸润性生长,可有出血、坏死、囊性变以及钙化。

### 5.神经胶质瘤

肿瘤呈浸润方式生长,边界模糊,可见结节、局部钙化,周边脑组织坏死、水肿。

### 6.脑膜瘤

有一层由结缔组织形成的包膜,瘤表面血管盘曲,瘤质地坚韧。

### (三)病因与诱因

神经系统肿瘤发病原因并不明确。有关病因学调查归纳为环境因素和宿主因素两类。某些颅内肿瘤的发生具有家族背景或遗传因素。

### (四)临床表现

#### 1.颅内压增高症状

头痛:约有2/3患者有头痛症状,主要位于眶后、前额和双颞部,程度较轻,呈间歇性发作。呕吐:严重的颅内压增高引起呕吐,尤其是中线结构受压,脑脊液循环通路受阻患者,呕吐出现早而且严重。

#### 2.视力视野障碍

因压迫视交叉而致不同视觉功能障碍,患者表现为视物模糊、视野缺损。多见于蝶鞍区肿瘤如垂体瘤、颅咽管瘤、视交叉肿瘤等。

#### 3.内分泌功能紊乱

催乳素腺瘤表现为闭经、溢乳、不育;生长激素腺瘤表现为巨人症、肢端肥大、多饮多尿;甲状腺刺激素细胞腺瘤患者有甲亢的症状和特征;促性腺激素细胞腺瘤早期无症状,晚期患者有性功能减低、闭经、不育、阳痿、睾丸萎缩;无功能性垂体腺瘤症状出现较晚,主要表现为视神经压迫症状,可有视力下降、视野缺损、尿崩症、性欲降低等。颅咽管瘤患者垂体功能低下,发育迟缓。松果体区生殖细胞肿瘤破坏了松果体腺的正常分泌,儿童多表现为性早熟,而起源于松果体实质细胞的肿瘤患者主要表现为性征发育迟缓或停滞。

#### 4.其他神经和脑损害

听神经瘤患者表现为耳鸣、耳聋和平衡障碍"三联征"。肿瘤较大时出现面神经功能障碍,表现为患侧周围性面瘫和味觉改变,后组脑神经(第Ⅸ、Ⅹ、Ⅺ对脑神经)功能障碍,表现为声音嘶哑、饮水呛咳和吞咽困难等。海绵窦区肿瘤压迫神经可发生第Ⅲ、Ⅳ、Ⅴ、Ⅵ对脑神经麻痹,患者眼球运动障碍,眼睑下垂等。

**（五）辅助检查**

**1.影像学检查**

CT 或 MRI 是首选,能够确定肿瘤的位置、大小及瘤周组织的情况。是否因肿瘤压迫产生梗阻性脑积水。

**2.激素测定**

对于垂体瘤、颅咽管瘤、松果体区肿瘤患者,内分泌激素测定可以帮助诊断并分类。

**（六）治疗原则**

**1.手术治疗**

手术切除是绝大部分颅内肿瘤治疗首选。

**2.非手术治疗**

(1)药物治疗:有溴隐亭、生长抑制素等,是垂体微腺瘤首选。

(2)放射疗法:生殖细胞肿瘤、转移瘤多选用放射治疗。

(3)化学治疗(以下简称化疗):胶质瘤手术后口服替莫唑胺,静脉滴注贝伐单抗等综合治疗方案,延长生命。

**二、护理评估**

**（一）一般评估**

**1.生命体征**

颅内压增高症状严重者血压升高,脑干肿瘤、松果体区肿瘤以及颅后窝巨大占位导致慢性脑疝,呼吸不规则、浅慢,需要紧急抢救。颅咽管瘤、下丘脑肿瘤患者可能有中枢性高热,巨大垂体腺瘤导致垂体功能低下,患者四肢厥冷需要保暖。

**2.患者主诉**

头痛、疲倦、乏力、视力视野障碍等症状的严重程度。头痛的部位、性质、持续时间,与体位是否相关。下肢肌力弱行走困难、平衡感失调,有无跌倒。

**3.相关记录**

体重、骨骼发育特征、激素测定结果、尿量、既往服药等。老年患者有无糖尿病、高血压等其他器质性疾病。女性患者生理期不能进行手术。

### (二)身体评估

身体方面的系统回顾项目及内容见表2-4。

表 2-4    身体方面的系统回顾项目及内容

| 项目 | 内容 |
|------|------|
| 一般健康状况 | 有无疲乏无力、发热、出汗、睡眠障碍及体重改变等 |
| 头颅及其器官 | 有无视力障碍、耳聋、耳鸣、眩晕、鼻出血、压痛、牙龈出血、咽喉痛、声音嘶哑 |
| 呼吸系统 | 有无咳嗽、咳痰、咯血、胸痛、呼吸困难 |
| 循环系统 | 有无心悸、活动后气短、心前区疼痛、端坐呼吸、血压增高、晕厥、下肢水肿 |
| 消化系统 | 有无食欲减退、吞咽困难、腹痛、腹泻、恶心、呕吐、呕血、便血、便秘、黄疸 |
| 泌尿生殖系统 | 有无尿频、尿急、尿痛、血尿、排尿困难、颜面水肿、尿道或阴道异常分泌物 |
| 内分泌与代谢系统 | 有无多饮、多尿、多食、怕热、多汗、怕冷、乏力、显著肥胖或消瘦、色素沉着、闭经 |
| 造血系统 | 有无皮肤苍白、头晕眼花、乏力、皮肤出血点、瘀斑、淋巴结肿大、肝脾大 |
| 肌肉与各关节系统 | 有无疼痛、关节红肿、关节畸形、运动障碍、肌肉萎缩、肢体无力 |
| 神经系统与精神状态 | 有无头痛、头晕、眩晕、记忆力减退、意识障碍、抽搐、瘫痪,以及幻觉、妄想、定向力障碍、情绪异常等 |

### (三)心理-社会评估

1.感知能力

视、听、触、嗅等感觉功能有无异常,有无错觉、幻觉等。

2.认知能力

有无定向力、记忆力、注意力、语言能力等障碍。

3.情绪状态

有无焦虑、抑郁、失望、沮丧、恐惧、愤怒等情绪。

4.自我概念

对自己充满信心或者是觉得自己无能为力、毫无希望并成为别人的累赘等。

5.生活与居住环境

生活与居住环境包括卫生状况、家庭人口构成、家庭关系是否融洽、患者在家庭中的地位、病后对家庭的影响。

6.其他

受教育的情况、职业及工作环境,经济负担给患者带来心理压力。

### (四)症状与体征评估

1.头痛

头痛是指头、颈项、面部及枕部的疼痛。反复发作或持续的头痛,可能是脑肿瘤、脑血管病、蛛网膜下腔出血等。根据病因的不同而具有以下特点。

(1)发病情况:急性起病并有发热者常为感染性疾病所致;急剧的头痛持续不减,并有不同程度的意识障碍而无发热者,提示颅内血管性疾病;长期的反复发作的头痛可呈搏动性头痛,多为血管灶性头痛,女性偏头痛常与月经有关。慢性进行性头痛并有颅内高压症状应考虑颅内占位性病变,头痛往往清晨加剧。

(2)头痛部位:了解头痛部位是单侧、双侧或枕部、局部或弥散、颅内或颅外对病因的诊断有重要价值。如血管性偏头痛多位于一侧;颅内占位病变的头痛常为深在性且较弥散,多向病灶同侧放射。

(3)头痛的程度与性质:三叉神经痛、偏头痛、出血后脑膜刺激的疼痛最为剧烈;脑肿瘤的头痛多为中度或轻度;表浅的针刺样锐痛多为颅表神经痛;高血压性、血管性及发热性疾病的头痛,往往带有搏动性。

(4)诱发和缓解因素:剧烈咳嗽、打喷嚏、晃头、突然俯身可使颅内压增高,头痛加剧。

2.抽搐

抽搐是指全身或局部成群骨骼肌非自主性的抽动或强烈收缩,常可引起关节运动和强直。抽搐类型如下述。

(1)全身性抽搐:全身性抽搐以全身骨骼肌痉挛为主要表现,典型者为癫痫大发作,表现为患者突然意识模糊或意识丧失,可出现尖叫声、全身强直、呼吸急促或暂停、面色发绀,继而四肢发生阵挛性抽搐,呼吸不规则,可有大小便失禁,发作约半分钟自行停止,停止后不久意识恢复,醒后有头痛、全身乏力、肌肉酸痛等症状。

(2)局限性抽搐:局限性抽搐以身体某一局部连续性肌肉收缩,大多见于口角、眼睑、手足等。而手足搐搦症则表现为间歇性双侧强直性肌痉挛,以双侧上肢手部同时痉挛为鉴别。

3.肌力

肌力是指肌肉运动时的最大收缩力。

(1)评估方法:先观察自主活动时肢体动作,再用做对抗动作的方式测试上、下肢伸肌和屈肌的肌力、双手的握力和分指力等。

(2)评估内容:评估肌力的记录方法见表2-5。

表 2-5　评估肌力的记录方法

| 肌力分级 | 临床意义 |
| --- | --- |
| 0 级 | 完全瘫痪 |
| 1 级 | 有肌肉收缩而无肢体运动 |
| 2 级 | 肢体能在床面移动而不能抬起 |
| 3 级 | 肢体可离开床面,但不能抵抗外界阻力 |
| 4 级 | 能抵抗部分阻力 |
| 5 级 | 正常肌力 |

**(五)辅助检查阳性结果评估**

应用内分泌放射免疫超微量法直接测定脑垂体的多种激素,对应患者主诉,确定哪一类型的垂体瘤。由垂体瘤生长方向和大小确定手术方式。颅后窝巨大占位病变首选 MRI 检查,发现慢性枕骨大孔疝患者,安排在密切观察的范围内。

**(六)治疗效果评估**

1.非手术治疗效果评估

溴隐亭适用于催乳素腺瘤,降低血清催乳素;奥曲肽适用于生长激素腺瘤,可使瘤体缩小;如果肿瘤继续生长导致神经功能障碍必须手术治疗。

2.手术治疗效果评估

肿瘤切除后最大限度保存神经功能或恢复功能,没有严重并发症或并发症得到及时处理,患者安全。

**三、主要护理诊断(问题)**

**(一)舒适的改变**

头痛:与颅内压增高或肿瘤压迫垂体周围组织有关。

**(二)焦虑**

与担心疾病预后有关。

**(三)有体液不足的危险**

与呕吐、尿崩症和禁食有关。

**(四)疼痛**

与开颅手术有关。

## (五)有受伤的危险

与意识程度的改变、视野障碍、共济失调等有关。

## (六)体温过高

与术后吸收热或颅内感染有关。

## (七)自理缺陷

与肿瘤压迫导致肢体瘫痪、开颅手术后长时间卧床有关。

## (八)潜在并发症

*1.颅内压增高、脑疝*

与颅内出血有关。

*2.脑脊液鼻漏*

与颅底手术操作有关。

*3.尿崩*

与下丘脑反应有关。

*4.面瘫*

与颅神经功能障碍有关。

*5.颅内感染*

与开颅手术有关。

## 四、主要护理措施

### (一)术前护理

*1.心理支持*

责任护士掌握术前诊断、手术必要性及手术方式,向患者及其家属告知围术期注意事项,根据患者不同的心理要求,针对性地进行安慰、解释和鼓励,认真解答其想知道的问题。

*2.术前宣教*

(1)指导患者术前停止吸烟。

(2)锻炼张口呼吸(对经鼻蝶入路内镜下切除垂体瘤)。

(3)正确的咳嗽和咳痰方法。

(4)在床上大小便。

*3.提供充分的热量*

对于呕吐频繁或限期手术的患者,通过口服或静脉途径,补充蛋白质和维生素,提高患者对手术的耐受力。有水、电解质失调的患者术前得以纠正。

**4.补充激素**

应用口服的氢化可的松等激素,调节内分泌功能,预防垂体功能低下。使患者症状得到基本控制。

**5.备血和血交叉试验**

遵医嘱做好血型和交叉配合试验,备好成分血;对血运丰富的脑膜瘤患者更要备足一定数量。

**6.禁食禁水**

术前8～12小时开始禁食,术前4小时开始禁止饮水,以防因麻醉或手术过程中的呕吐而引起窒息或吸入性肺炎。

**7.备皮**

术前1天协助患者沐浴、洗头、修剪指甲,更换清洁衣服。男性患者需剔除胡须。会阴部备皮。经鼻蝶入路内镜下手术患者剪除鼻腔鼻毛。术晨剃头。

**8.其他**

术晨责任护士全面检查术前准备情况,测量生命体征,若发现患者有体温、血压升高或女性患者月经来潮,及时通知医师,必要时延期手术。

**(二)术后护理**

**1.重症监护**

开颅手术患者尽可能住专科重症监护室或综合重症监护室监护。根据病情遵医嘱镇痛镇静,密切观察患者意识、瞳孔、呼吸、心率、血压、体温、肌力和肌张力情况。瞳孔变化,可因动眼神经、视神经以及脑干受损引起。注意对比两侧瞳孔的形状、大小及对光反应。一侧瞳孔进行性散大,对侧肢体瘫痪、意识障碍,提示小脑幕切迹疝。观察瞳孔时应注意某些药物的影响,如阿片类镇痛药芬太尼可使瞳孔缩小,阿托品可使瞳孔散大。停用镇痛镇静药物之后苏醒延迟,或出现预料之外的神经功能障碍,应及时行头颅CT检查。

**2.体位护理**

幕上开颅术后患者应卧向健侧,避免切口受压。幕下开颅术后早期宜无枕侧卧或侧俯卧位;经口鼻蝶窦入路术后患者取半卧位,以利于伤口引流。后组脑神经受损、吞咽功能障碍者只能取侧卧位,以免口咽部分泌物误吸入气管。体积较大的肿瘤切除术后,因颅腔留有较大空隙,24小时内手术区应保持高位,以免突然翻身时发生脑和脑干移位,引起大脑上静脉撕裂、硬脑膜下出血。搬动患者或为患者翻身时,应有人扶持头部,使头颈部成一直线,防止头颈部过度扭曲。

3.饮食护理

手术后患者完全清醒后可进食流质或半流质饮食。颅后窝手术或听神经瘤手术后因舌咽、迷走神经功能障碍而发生吞咽困难、饮水呛咳者,应严格禁食禁饮,采用鼻饲管供给营养。

4.伤口及引流护理

颅内肿瘤切除术后48小时内留置引流管,目的是引流手术残腔内的血性液体,避免局部积血。密切注意引流的速度及量,引流液的颜色,引流管高度由医师确定,不可随意放低引流瓶(袋)。

5.并发症护理

(1)颅内出血:出血是颅脑手术后最危险的并发症。多发生在术后24～48小时内。患者往往有意识改变,表现为意识清楚后又逐渐嗜睡、反应迟钝甚至昏迷,或者苏醒延迟。颅前窝、颅中窝手术后出血常有幕上血肿表现,或出现颞叶钩回疝征象;颅后窝手术后出血具有幕下血肿特点,常有呼吸抑制甚至枕骨大孔疝表现;脑室内术后出血可有高热、抽搐、昏迷及生命体征紊乱。患者呼吸道不畅、二氧化碳蓄积、躁动不安等引起颅内压骤然增高也可造成再次出血。因此术后应严密观察,根据病情酌情采用镇痛镇静治疗;一旦发现患者有颅内出血征象,立即及时报告医师,并做好再次手术止血的准备。

(2)癫痫发作:皮层运动区及其附近区域手术的患者,术前常规给予抗癫痫药物。术后癫痫多发生在2～4天脑水肿高峰期,手术中和手术当天需静脉输注抗癫痫药物,手术后第3天患者可进食后口服抗癫痫药。癫痫发作时吸氧,注意保护患者避免意外受伤;观察发作时表现,并详细记录。手术前有癫痫病史的患者,手术后抗癫痫治疗至少3个月,无癫痫发作者可逐渐减少药量,直到停止用药。

(3)脑脊液鼻漏:脑脊液漏可通过皮肤切口、鼓膜裂口(耳漏)、咽鼓管(鼻漏)发生。对经鼻蝶入路手术、颅底手术患者,术后有脑脊液鼻漏的可能。术后患者取头高位,出现脑脊液漏卧床2～3周,一般可自愈。密切观察漏液或引流液量、颜色,漏液不止患者取平卧位,防止气颅和低颅压综合征发生。

(4)尿崩:主要发生于鞍上手术后,如垂体腺瘤、颅咽管瘤等手术涉及下丘脑影响血管升压素分泌所致。患者出现多尿、多饮、口渴,每天尿量>4 000 mL,或每小时超过250 mL,持续1～2小时,尿比重低于1.005,可诊断尿崩症。在给予血管升压素(如垂体后叶素、去氨加压素)治疗时,应准确记录出入液量,根据尿量的增减和血清电解质含量调节用药剂量和补液种类。尿量增多期间,须注意补钾。

(5)面瘫:脑桥小脑角区肿瘤手术患者,患侧第Ⅴ、Ⅶ脑神经不同程度受到干扰,患者出现同侧面部麻木、鼻唇沟变浅、眼睑闭合不全,注意观察第Ⅴ、Ⅶ脑神经,甚至第Ⅸ、Ⅹ、Ⅺ(后组)脑神经症状。滴眼药水或涂眼膏保护角膜。

(6)颅内感染:颅脑复杂手术难度大,术野暴露时间长,有发生颅内感染的可能。注意观察患者体温,患者发冷、寒战,体温持续超过 39 ℃,腰椎穿刺测脑脊液白细胞总数超出正常值,即可诊断。遵医嘱调整抗生素,配合腰大池引流和鞘内注射。同时记录引流液量、颜色和性状,保持引流管通畅。

**(三)用药护理**

甘露醇是快速脱水剂,遵医嘱定时输注。手术后使用抗生素必须定时定量。胶质瘤手术后同步放疗化疗,口服替莫唑胺安排在睡前,减少恶心、呕吐等药物不良反应。

**(四)心理护理**

大多是良性肿瘤患者恢复快,手术 6～12 个月后复查 CT,恶性肿瘤(胶质瘤)按照同步放化疗方案执行,接受恶性病理结果患者和家属需要时间。在整个治疗过程中要关注患者的心理变化。

**(五)健康教育**

围术期健康教育按流程分几个阶段:入院、特殊检查前、手术前、住重症病房告知、保护性约束告知、手术后并发症预见与处理、腰椎穿刺注意事项、出院带药等指导。每一个阶段有具体详尽的教育内容,患者和家属配合医疗,更有利于患者的康复。

**五、护理效果评估**

(1)术前准备充分,健康教育落实到位。
(2)手术前预知主要的并发症,有完善的计划和措施。
(3)严密观察病情变化,及时发现及时处理赢得时机。
(4)围术期为发生与护理相关的并发症。
(5)患者获得精神支持,情绪稳定,自愿配合治疗。

# 第三章

# 呼吸系统疾病的护理

## 第一节 急性上呼吸道感染

### 一、定义

急性上呼吸道感染是鼻腔、咽或喉部急性炎症的总称。

### 二、疾病相关知识

#### (一)流行病学特征

常见病原体为病毒,仅有少数由细菌引起。患者不分年龄、性别、职业和地区,发病率高,冬春季节多发,通过病毒的飞沫或被污染的手和用具传播,具有一定的传染性。

#### (二)临床表现

不同病因其临床表现不同,共同表现为咽部发痒、鼻塞、喷嚏、流清水样鼻涕、声音嘶哑、或有畏寒、发热。

#### (三)治疗

目前尚无特异的抗病毒药物,多以对症和中医治疗为主。

1.对症治疗

头痛、发热、全身肌肉酸痛者可给予解热镇痛药;鼻塞可用1%麻黄碱滴鼻;频繁喷嚏、流涕给予抗过敏药物;干咳明显可使用镇咳药。

2.抗感染治疗

由于常并发细菌感染,临床可根据病原菌和药敏试验选用抗菌药物。

3.中医治疗

可选用正柴胡饮、小柴胡冲剂等。

**(四)预后**

多数患者预后良好,但极少数年老体弱和有严重并发症患者可因并发症导致预后不良。

### 三、专科评估与观察要点

**(一)发热**

注意观察有无畏寒、乏力等伴随症状,监测体温变化,观察热型。

**(二)局部症状**

咽干、咽痒、咽痛、鼻塞、喷嚏、流清水样鼻涕等。

**(三)并发症的早期表现**

急性鼻窦炎、中耳炎、急性气管-支气管炎等。

### 四、护理问题

**(一)体温过高**

与病毒和/或细菌感染相关。

**(二)舒适的改变**

鼻塞、流涕、头痛:与病毒和/或细菌感染相关。

**(三)知识缺乏**

缺乏疾病预防和保健知识。

**(四)潜在并发症**

鼻窦炎、气管-支气管炎、风湿热、肾小球肾炎、心肌炎等。

### 五、护理措施

**(一)环境和休息**

保持室内温、湿度适宜,每天开窗通风2次,患者以卧床休息为主。

**(二)饮食护理**

给予清淡、高热量、富含维生素的易消化食物,避免辛辣等刺激性食物,鼓励患者多饮水,戒烟、酒。

### (三)口腔护理

为防止口腔感染,进食后协助患者漱口或给予口腔护理。

### (四)防止交叉感染

注意隔离,减少探视,避免交叉感染。患者咳嗽或打喷嚏时应避免对着他人。患者使用的餐具、痰盂等用具应定时消毒,或使用一次性器具,回收后焚烧弃去。

### (五)用药护理

遵医嘱用药,注意观察药物的作用及不良反应。

### (六)发热的护理

定时监测体温,以采用物理降温缓降体温的方式为宜,并监测血压、脉搏的变化,以防止患者发生虚脱,注意保暖,及时更换潮湿衣物。

## 六、健康指导

(1)戒烟、酒。

(2)避免受凉、过度劳累,注意保暖。

(3)保持室内空气新鲜、阳光充足,定时开窗通风,必要时进行空气消毒。

(4)进行有氧及耐寒锻炼,提高机体抵抗力及抗寒能力。必要时注射疫苗预防,如流感疫苗。

(5)流行季节尽量少去公共场所,注意患者隔离,防止交叉感染。

(6)经药物治疗后症状不缓解;或出现耳鸣、耳痛、外耳道流脓等中耳炎症状;或恢复期出现胸闷、心悸,眼睑水肿、腰酸或关节痛者,应及时就诊。

## 七、护理结局评价

(1)体温恢复正常。

(2)患者懂得自我预防的措施。

(3)没有并发症的发生。

# 第二节　急性气管-支气管炎

## 一、定义

急性气管-支气管炎是指感染、物理、化学、过敏等因素引起的气管-支气管黏膜的急性炎症。

## 二、疾病相关知识

### （一）流行病学特征

由细菌或病毒直接感染而来，多见于寒冷季节或气候突变时。

### （二）临床表现

常先有上呼吸道症状，继之出现咳嗽、咳痰、胸痛、气促、发热等表现。

### （三）治疗

以止咳、祛痰、平喘等对症治疗和抗菌治疗为主。

### （四）预后

多数患者预后良好，仅有少数患者因延误治疗或治疗不当反复发作，病情迁延发展为慢性支气管炎。

### （五）心理状况

早期无明显心理改变，随着疾病的进展和症状加重，患者会感到焦虑、紧张、有压力，对生活悲观失望，对康复信心不足。

## 三、专科评估与观察要点

### （一）咳嗽

干咳或湿性咳嗽，可持续 2～3 周，吸烟者持续时间更长。

### （二）咳痰

先有少量白色黏痰，1～2 天后转为黏液脓性痰或脓性痰，痰量增多，咳嗽加剧，甚至出现痰中带血。

### （三）喘息

支气管痉挛时，可有气促、胸部紧缩感，可闻及哮鸣音，此类患者注意过敏史。

### （四）发热

全身症状轻，可有低或中等度发热伴乏力等，3～5 天后消退。

### （五）胸痛

气管受累时可在深呼吸和咳嗽时感胸骨后疼痛。

## 四、护理问题

### (一)体温过高

与病毒和/或细菌感染有关。

### (二)清理呼吸道无效

与呼吸道感染、痰液黏稠有关。

### (三)气体交换受损

与细菌、病毒感染及过敏引起支气管痉挛有关。

### (四)疼痛

胸痛与气管炎有关。

### (五)睡眠形态紊乱

与频繁咳嗽、咳痰有关。

### (六)知识缺乏

缺乏预防、治疗和保健方面的知识。

### (七)焦虑

与担忧疾病的预后有关。

## 五、护理措施

(1)环境与休息:保持室内温度为 18～22 ℃,湿度为 50%～60%,每天开窗通风 2 次,患者以卧床休息为主。

(2)饮食护理:给予清淡、高热量、富含维生素、易消化食物,鼓励患者多饮水,避免进食刺激性食物,戒烟、酒。

(3)口腔护理:进食后协助漱口或给予口腔护理,防止口腔感染。

(4)防止交叉感染:注意隔离患者,减少探视,避免交叉感染。

(5)发热的护理:定时监测体温,以物理降温方式逐渐降温为宜,监测血压、脉搏的变化以防虚脱,并注意保暖,及时更换潮湿衣物。

(6)用药护理:遵医嘱用药,观察药物作用及不良反应。

(7)做好自理能力评估与指导,协助患者进行生活护理。

## 六、健康指导

(1)戒烟,脱离烟雾、化学物质等有害理化因素的刺激。

（2）保持室内空气新鲜、阳光充足,温湿度适宜、定时开窗通风。

（3）进行有氧或耐寒锻炼,如健身操、太极拳、跑步等。

（4）注意休息,劳逸结合,防止感染反复发生。

（5）有明确过敏史者应脱离变应原。

### 七、护理结局评价

（1）患者未出现虚脱等情况。

（2）患者掌握了自我预防的措施。

# 第三节　肺　　炎

### 一、定义

肺炎是指终末气道、肺泡和肺间质的炎症。

### 二、疾病相关知识

#### （一）流行病学特征

发病率高、死亡率高,尤其是年老体弱、免疫功能低下、伴有基础疾病者。

#### （二）临床表现

起病急,典型表现为突然畏寒、发热,咳嗽、咳痰、胸痛、胸闷等。

#### （三）治疗

以抗感染治疗为主。

#### （四）预后

一般预后良好,但老年人、病变广泛、多叶受累,有并发症或原有心、肺、肾等疾病,以及免疫缺陷等患者的预后较差。

### 三、专科评估与观察要点

#### （一）发热

有畏寒或寒战、高热,体温可在数小时内达 39～40 ℃,呈稽留热,高峰在下午或傍晚,伴头痛、全身肌肉酸痛。

### (二)咳嗽、咳痰

初为刺激性干咳,后有痰液,随病菌不同可有不同颜色的表现,如肺炎链球菌感染痰液可呈铁锈色、肺炎克雷伯杆菌感染痰液呈砖红色胶冻状。

### (三)胸痛

患侧胸部刺痛,随呼吸和咳嗽加剧。

### (四)喘息情况

气急、发绀、呼吸急促。

## 四、护理问题

(1)体温过高:体温过高与肺部感染有关。

(2)清理呼吸道无效:与胸痛、气管-支气管分泌物增多、黏稠及疲乏有关。

(3)气体交换受损:与肺部炎症,呼吸面积减少有关。

(4)疼痛:胸痛与肺部炎症累及壁胸膜有关。

(5)潜在并发症:感染性休克。

(6)知识缺乏:缺乏对疾病过程及病情变化的了解。

(7)自理能力低下:与组织缺氧及发热时伴全身寒战有关。

(8)舒适的改变:与发热、头痛、全身肌肉酸痛有关。

## 五、护理措施

### (一)环境与休息

保持室内安静,适宜温、湿度,患者以卧床休息为主,以减少耗氧量,缓解头痛、肌肉酸痛等症状。

### (二)饮食护理

给予提供足够热量、蛋白质和维生素的流质或半流质饮食,鼓励多饮水,1天1～2 L。

### (三)降温护理

高热时可采用乙醇擦浴、冰袋、冰帽等措施物理降温,以逐渐降温为宜,防止虚脱。患者出汗时,及时协助擦汗、更换衣服及被服,避免受凉。

### (四)病情观察

监测并记录生命体征(尤其是体温、血压),以便观察热型,观察痰液的色、质、量,必要时记录出入量,发现异常情况,立即通知医师,并备好急救物品和药品,积极配合抢救。

### (五)口腔护理

进食后漱口或给予口腔护理,口唇疱疹者局部涂抗病毒软膏,防止继发感染。

### (六)用药护理

遵医嘱使用抗生素,观察疗效和不良反应,正确留取痰标本,以指导用药。心脏病或老年人应注意补液速度,避免液体输入过快导致急性肺水肿。

### (七)心理护理

建立良好的护患关系,使患者产生信任感、安全感。对由疾病所引起的躯体痛苦,予以心理支持,向患者解释疾病的全过程。

### (八)胸痛的护理

协助患者取患侧卧位以降低患侧胸廓活动度,或用宽胶布固定胸壁,以减轻疼痛,指导患者听轻音乐以转移其对疼痛的注意力,疼痛明显时可按医嘱服用小量止痛剂,并观察止痛效果。

### (九)生活护理

协助患者完成生活护理,将日常用品放于易取之处。

## 六、健康指导

(1)戒烟、酒,注意休息,劳逸结合,防止过度疲劳。

(2)加强锻炼,增强体质,避免受凉、淋雨,有皮肤痈、疖、伤口感染、毛囊炎、蜂窝织炎时应及时治疗,慢性病、长期卧床、年老体弱者,应注意经常改变体位、翻身、拍背、咳出气道痰液,并注射肺炎疫苗。

(3)遵医嘱按时服药,了解药物的作用、用法、疗程和不良反应,定期随访,出现发热、心率增快、咳嗽、咳痰、胸痛等症状时,应及时就诊。

## 七、护理结局评价

(1)体温恢复正常。

(2)懂得自我预防的措施,每天保证足够的饮水量和营养的摄入。

(3)能够戒烟。

(4)能够进行有效咳嗽,咳痰。

(5)胸痛减轻或消失。

### 八、急危重症观察与处理——感染性休克

#### (一)病情监测

(1)生命体征:观察心率有无加快、脉搏细速、血压下降、脉压变小、体温不升或高热、呼吸困难等,必要时进行心电、血氧监护。

(2)精神和意识状态:有无精神萎靡、表情淡漠、烦躁不安、神志模糊等。

(3)皮肤、黏膜:有无发绀,肢端湿冷。

(4)出入量:有无尿量减少,疑有休克应测每小时尿量及尿比重。

(5)实验室检查:有无血气分析等指标的改变。

#### (二)抢救配合

发现异常情况,立即通知医师,并备好物品,积极配合抢救。

(1)体位:患者取仰卧中凹位,抬高头胸部20°,抬高下肢约30°,有利于呼吸和静脉血回流。

(2)吸氧:给予高流量吸氧,改善缺氧状况。

(3)补充血容量:快速建立两条静脉通道,随时监测患者的一般情况、血压、尿量、尿比重,监测中心静脉压,输液速度不宜过快,以免诱发急性心力衰竭。

(4)用药护理:遵医嘱给予升压药,根据血压调整滴速,保证重要器官的血液供应,改善微循环。输液过程中注意防止药物溢出血管外,引起局部组织坏死或影响疗效。

(5)联合使用广谱抗菌药物控制感染时,应注意药物疗效和不良反应。

# 第四节　肺　脓　肿

### 一、定义

肺脓肿是肺组织坏死形成的脓腔。

### 二、疾病相关知识

#### (一)病原体

常为上呼吸道、口腔的定植菌;根据感染途径,可分为吸入性肺脓肿、继发性

肺脓肿、血源性肺脓肿;以男性多于女性。如炎症迁延 3 个月以上则称为慢性肺脓肿,可导致脓腔壁增厚和细支气管变形或扩张。

### (二)临床表现

高热、咳嗽、咳大量脓臭痰,痰液静置后可分为 3 层,约 1/3 的患者有不同程度的咯血。

### (三)治疗

抗菌药物治疗、脓液引流、手术治疗。

### (四)预后

预后较好,但治疗不彻底容易复发。原有基础疾病、年老体弱、出现并发症又无手术机会者,预后较差。

## 三、专科评估与观察要点

### (一)急性肺脓肿

1.高热

急性起病,有畏寒,体温常在 39～40 ℃。

2.咳嗽、咳痰

咳黏液痰或黏液脓性痰,静置后可分为 3 层,痰量每天可达 300～500 mL。

3.胸痛

胸痛与呼吸有关。

4.咯血

警惕中、大量咯血导致的窒息。

5.全身中毒症状

精神不振、全身乏力、食欲减退等。

6.自理能力

受限,需部分协助。

### (二)慢性肺脓肿

(1)咳嗽、咳脓痰。

(2)反复发热。

(3)咯血。

## 四、护理问题

(1)体温过高:与肺组织炎症性坏死有关。

（2）清理呼吸道无效：与脓痰聚集有关。

（3）营养失调：低于机体需要量与肺部感染导致机体消耗增加、食欲减退有关。

（4）疼痛：胸痛与炎症波及胸膜有关。

（5）气体交换受损：与气道内痰液聚集，肺部感染有关。

## 五、护理措施

### （一）环境

保持室内空气流通，同时注意保暖，如有条件最好住单间。

### （二）饮食

给予清淡、高热量、丰富维生素、易消化食物，鼓励患者每天保持足够的饮水量，避免刺激性食物，戒烟、酒。

### （三）口腔护理

在晨起、饭后、体位引流后、临睡前协助患者漱口，做好口腔护理。

### （四）用药护理

遵医嘱给予抗生素、祛痰药、支气管舒张药，或给予雾化吸入，以利痰液稀释、排出。注意观察药物作用及不良反应。

### （五）降温护理

高热时可采用乙醇擦浴、冰袋、冰帽等措施物理降温，以逐渐降温为宜，防止虚脱。患者出汗时，及时协助擦汗、更换衣服，避免受凉。

### （六）咳嗽、咳痰的护理

鼓励患者进行有效的咳嗽，经常活动和变换体位，以利痰液排出。鼓励患者增加液体摄入量，使脓痰稀释而易于咳出，要注意观察痰的色、质、味、量和静置后是否分层。可采用体位引流的方法促进排痰。当发现血痰时，应及时报告医师；咯血量大时需严密观察病情变化，准备好抢救药品和用品。

### （七）胸痛的护理

遵医嘱服用小剂量止痛剂并观察止痛效果。

## 六、健康指导

### （一）预防疾病

彻底治疗口腔、上呼吸道慢性感染；重视口腔清洁；不挤压痈、疖；不酗酒。

### （二）疾病指导

及时排出气道内的分泌物，包括有效咳嗽方法、体位引流等；卧床患者指导家属为患者翻身、拍背;坚持完成治疗计划,防止急病慢性化。

### (三)及时就诊

如出现高热、咯血、呼吸困难等表现应立即就诊,警惕大咯血、窒息的发生。

## 七、护理结局评价

(1)患者体温降至正常范围。

(2)患者能显示出有效咳嗽。

(3)患者维持最佳的营养状态,表现为体重稳定。

(4)患者胸痛减轻或消失。

(5)患者气短减轻,呼吸平稳。

## 八、急危重症观察与处理——大咯血、窒息

### (一)表现

如患者出现咽痒、胸闷、烦躁不安等表现,要警惕大咯血发生;在体位引流的过程中,如痰液涌出过多,要警惕窒息的发生。

### (二)处理

(1)体位:立即停止体位引流,侧卧位或头低脚高位,头偏向一侧。

(2)畅通气道:鼓励咳嗽、轻拍其背部或应用吸引器、纤支镜清除口咽部及气道痰液、血块。

(3)用药:建立双静脉通道,根据具体情况扩容、止血、输血。

(4)对症处理:高浓度吸氧,禁食,镇静,做好心理护理。

(5)必要时行气管插管或气管切开解除呼吸道阻塞。

(6)监测:神志、生命体征、咯血量和性质,有无再发征象,用药后呼吸、咳嗽反射情况等。

# 第五节　支气管扩张症

## 一、定义

支气管扩张症指直径>2 mm的支气管由于管壁的肌肉和弹性组织破坏引

起的慢性异常扩张。

## 二、疾病相关知识

### (一)病史

如童年患麻疹、百日咳或支气管肺炎。

### (二)临床表现

慢性咳嗽,咳痰,反复咯血,慢性感染中毒,反复肺部感染(同一肺段)。

### (三)治疗

保持呼吸道引流通畅,控制感染,处理咯血,必要时手术治疗。

### (四)预后

取决于支气管扩张症的范围和有无并发症,内科积极治疗可控制症状,但不能修复已扩张的支气管。

## 三、专科评估与观察要点

### (一)慢性咳嗽,大量脓痰

感染急性发作时,黄绿色脓痰量明显增加,每天可达数百毫升,痰液静置后出现分层,上层为泡沫,下悬脓性成分;中层为混浊黏液;下层为坏死组织沉淀物。如有厌氧菌感染时可有臭味。

### (二)反复咯血

可为痰中带血或大量咯血。

## 四、护理问题

(1)清理呼吸道无效:与痰多、黏稠和无效咳嗽有关。
(2)潜在并发症:大咯血、窒息。
(3)营养失调:低于机体需要量与慢性感染导致机体消耗和咯血有关。
(4)焦虑:与疾病迁延、个体健康受到威胁有关。
(5)有感染的危险:与痰多、黏稠,不易排出有关。

## 五、护理措施

### (一)病情观察

观察痰液的量、颜色、性质、气味及与体位的关系,痰液静置后是否有分层现象,记录 24 小时痰液排出量。观察咯血的颜色、性质及量。病情严重者需观察患者缺氧情况,是否有发绀、气促等表现,有无发热、消瘦、贫血等全身症状。

### (二)药物护理

指导患者掌握药物的剂量、用法,协助其按时服药,并观察药物的疗效和不良反应。

### (三)保持呼吸道通畅

指导患者有效咳嗽的方法,鼓励患者排出痰液。

### (四)体位引流

使病变部位高于引流支气管开口,靠重力作用使痰液排出。引流宜在饭前进行,应注意将痰液逐步咳出,以防发生痰量过多涌出而窒息,注意引流过程中出现异常情况,如咯血、发绀、呼吸困难、头晕等应及时终止引流,患有高血压者、心力衰竭及高龄患者禁止体位引流。

### (五)咯血的护理

小量咯血以静卧休息为主,宜进少量温、凉流质饮食,多饮水,多食富含纤维素食物,以保持大便通畅,避免排便时腹压增加而引起再度咯血。大咯血患者绝对卧床休息,患侧卧位,减少患侧活动度,既防止病灶向健侧扩散,同时有利于健侧肺的通气功能,并严密观察患者咯血的量、颜色、性质及出血的速度,生命体征及意识状态的变化,有无胸闷、气促、呼吸困难、发绀、面色苍白、出冷汗、烦躁不安等窒息征象。

### (六)饮食及生活护理

急性感染或病情严重者应卧床休息,保持室内空气流通,维持适宜的温湿度,注意保暖。指导患者进食高热量,高蛋白,富含维生素饮食,避免冰凉食物诱发咳嗽,少量多餐。进食前后协助患者漱口,保持口腔清洁,促进食欲。鼓励患者多饮水,每天 1 500 mL 以上,以稀释痰液促进排出。

### 六、健康指导

(1)指导患者自我监测病情,共同制定医患长期防治计划。

(2)建立良好的生活习惯,加强营养及锻炼,注意劳逸结合,维护良好的心肺功能。

(3)戒烟,避免烟雾和粉尘刺激,积极预防感染。

(4)预防呼吸道感染,积极防治百日咳、麻疹、支气管肺炎等,避免受凉,预防感冒。

## 七、护理结局评价

(1)达到有效咳嗽咳痰。

(2)咯血症状缓解,并在疾病过程未发生窒息。

(3)患者自理能力提高。

## 八、急危重症观察与处理

同"肺脓肿"。

# 第六节　支气管哮喘

## 一、定义

支气管哮喘是由多种细胞(嗜酸性粒细胞、肥大细胞、T细胞、中性粒细胞、气道上皮细胞等)和细胞组分参与的气道慢性炎症性疾病。

## 二、疾病相关知识

### (一)流行病学特征

儿童患病率高于青壮年,城市高于农村,有家族史患者约占40%,发病与环境因素密切相关。

### (二)临床表现

发作性呼气性呼吸困难或发作性胸闷、咳嗽,伴有哮鸣音,严重者端坐呼吸甚至发绀等,干咳或咳大量白色泡沫样痰。常于夜间或凌晨发作或加重,患者经休息或用药后缓解。

### (三)治疗

脱离变应原;舒张气道($\beta_2$受体激动剂、茶碱类、抗胆碱药);抗感染治疗(糖皮质激素等)。

### (四)康复

避免接触变应原、长期规范化治疗、拥有积极应对的心态。

### (五)预后

经长期规范治疗,临床控制率可达95%;若并发慢性阻塞性肺疾病、慢性肺源性心脏病则预后不良。

## 三、专科评估与观察要点

### （一）呼吸困难

反复发作性呼气性呼吸困难,伴有哮鸣音,严重者呈端坐呼吸。

### （二）咳嗽、咳痰

干咳或咳大量白色泡沫样痰,部分患者仅表现为咳嗽,为"咳嗽变异性哮喘"。

### （三）自理能力

急性发作期因呼吸困难导致自理能力下降,需协助。

## 四、护理问题

(1)气体交换受损:与支气管痉挛、气道炎症、气道阻力增加有关。

(2)清理呼吸道无效:与气道黏膜水肿、分泌物增多、痰液黏稠无力自行咳出有关。

(3)活动无耐力:与气道痉挛致机体缺氧有关。

(4)自理能力缺陷:与缺氧致机体活动耐力降低有关。

(5)睡眠形态紊乱:与呼吸困难、胸闷喘息及不能平卧有关。

(6)焦虑:与呼吸困难、喘息症状及担心疾病预后有关。

(7)知识缺乏:缺乏疾病防治相关知识。

## 五、护理措施

### （一）环境与体位

尽快脱离变应原;取半卧位,端坐呼吸者提供床上餐桌支撑。

### （二）病情观察

有无鼻咽发痒、喷嚏、流涕、眼痒等发作前驱症状;意识状态;呼吸频率、节律、深度,是否有辅助呼吸肌参与呼吸活动;咳嗽、咳痰情况及痰液性状和量;有无哮鸣音。

### （三）氧疗护理

鼻导管或面罩温湿化吸氧,1～3 L/min,氧浓度<40%,监测动脉血气分析。

### （四）饮食护理

进食清淡、易消化、高热量饮食,避免鱼、虾、蟹、蛋、奶等易致敏及硬、冷、油煎食物。应鼓励患者每天多饮水,饮水量 2 500～3 000 mL。

### (五)用药指导及疗效观察

指导患者掌握吸入装置的正确使用方法,观察药物不良反应。

### (六)口腔护理

咳嗽或吸入药物后用温水漱口,保持口腔清洁。

### (七)皮肤护理

出汗较多时,及时擦干,勤换衣服及被服。

## 六、健康指导

(1)避免接触疾病诱发因素,包括食物、运动、预防呼吸道感染等。

(2)掌握病情自我监测技术,指导患者坚持记录哮喘日记,学会利用峰流速仪来监测最大呼气峰流速。

(3)掌握吸入装置的正确使用方法,并坚持长期使用。

(4)心理社会指导。

## 七、护理结局评价

(1)呼吸困难、喘息缓解或减轻。

(2)能有效咳嗽、咳痰。

(3)活动耐力提高。

(4)自理能力增强。

(5)睡眠质量改善。

(6)掌握正确使用吸入装置技术。

(7)掌握疾病相关防治知识。

# 第七节　慢性阻塞性肺疾病

## 一、定义

慢性阻塞性肺疾病是一种具有气流受限特征的可以预防和治疗的疾病,气流受限不完全可逆,呈进行性发展。

### 二、疾病相关知识

**（一）流行病学特征**

发病率高，死亡率高，以冬春季节为高发，男性多于女性。

**（二）临床表现**

慢性咳嗽，咳痰；气短或呼吸困难；喘息和胸闷；视诊为桶状胸，听诊两肺呼吸音弱，呼气延长。

**（三）治疗**

戒烟，抗炎，平喘，祛痰，氧疗。

**（四）康复**

进行家庭氧疗、呼吸功能锻炼等。

**（五）预后**

与病情轻重和合理治疗有关，积极治疗可延缓病情发展。

### 三、专科评估与观察要点

（1）咳嗽：晨起明显，白天较轻，夜间阵咳，随病情发展终身不愈。

（2）咳痰：清晨较多，一般为白色黏痰或浆液性泡沫痰，偶带血丝。急性发作伴有细菌感染时，量增多，可有脓性痰。

（3）气短或呼吸困难是慢性阻塞性肺疾病的标志性症状，呈进行性发展。

（4）喘息或胸闷、体重下降等。

（5）随着病情发展，患者的自理能力逐渐下降。

### 四、护理问题

（1）气体交换受损：与气道阻塞，通气不足，呼吸肌疲劳，分泌物过多和呼吸面积减少有关。

（2）清理呼吸道无效：与分泌物增多而黏稠，气道湿度减低和无效咳嗽有关。

（3）活动无耐力：与疲劳、呼吸困难、氧供与氧耗失调有关。

（4）营养失调：低于机体需要量与食欲降低，摄入减少，腹胀有关。

（5）睡眠形态紊乱：与咳嗽，二氧化碳分压增高有关。

（6）焦虑：与病程长，疾病预后不良，经济负担重有关。

### 五、护理措施

**(一)病情观察**

观察咳嗽、咳痰情况,痰的颜色、性质、量,以及咳痰是否通畅,呼吸困难的程度,监测动脉血气和水、电解质、酸碱平衡情况。

**(二)氧疗**

一般采用鼻导管持续低流量吸氧,氧流量 1～2 L/min,每天吸氧 15 小时以上。长期持续低流量吸氧不但能改善缺氧症状,还有助于降低肺循环阻力,减轻肺动脉高压和右心负荷。

**(三)呼吸功能锻炼**

缩唇呼吸和腹式呼吸训练。①缩唇呼吸:患者闭口用鼻吸气,然后将口唇缩起缓慢呼气,同时将腹部收缩,吸气与呼气时间比为 1：2 或 1：3。②腹式呼吸:用鼻吸气,用口呼气;吸气要深,呼气要慢;吸气时腹部凸起,呼气时腹部收缩。每天训练 3～4 次,每次重复 8～10 次。

**(四)保持呼吸道通畅**

指导痰多黏稠且不易咳出的患者多饮水,以达到湿化气道,稀释痰液的作用。必要时由护士协助翻身拍背,促进痰液咳出。

**(五)用药指导观察**

遵医嘱应用抗生素,支气管舒张药和祛痰药物,注意观察疗效及不良反应。

**(六)做好自理能力评估与指导**

协助患者做好生活护理,提高生活质量。视病情安排活动量,活动以不感到疲劳,不加重症状为宜。室内保持合适的温湿度,冬季注意保暖,避免直接吸入冷空气。

**(七)心理护理**

护理人员应详细了解患者及其家庭对疾病的态度,关心体贴患者,了解患者的心理、性格、生活方式,与患者和家属共同制定和实施康复计划,消除诱因减轻症状,增强战胜疾病的信心。

### 六、健康指导

(1)劝导患者积极戒烟。

(2)远离烟雾、灰尘和空气污染。

（3）定期门诊复查。

（4）加强锻炼，进行有氧运动和耐寒锻炼，尤其要坚持进行呼吸功能锻炼。

（5）居家活动遵循节力原则。

（6）坚持家庭氧疗，延缓肺功能下降，注意用氧安全及清洁消毒。

（7）饮食应少量多餐，避免进食易引起产气及便秘的食物。

## 七、护理结局评价

（1）呼吸困难及喘息症状好转。

（2）有效咳痰。

（3）自理能力提升。

## 八、急危重症观察与处理

同"肺脓肿"。

# 第四章

# 消化系统疾病的护理

## 第一节 胃食管反流病

### 一、定义

胃食管反流病指胃十二指肠内容物反流入食管引起胃灼热、反流等症状的一种疾病。

### 二、疾病相关知识

#### (一)流行病学特征

在西方国家十分常见,发病率随年龄增加而增加,40~60岁为高峰发病年龄,男性多于女性。

#### (二)临床表现

(1)反流与胃灼热是本病的典型和最常见的症状。

(2)典型反流症状:胃烧灼、反酸、反食、嗳气,常于饭后1小时发生,平卧、弯腰、腹压增高时加重,部分有上腹痛。

(3)食管的刺激症状:咳嗽、哮喘、咽喉炎。癔球症——中医学称为"梅核气"。

#### (三)治疗

1.一般治疗

改变生活方式与饮食习惯。

2.药物治疗

促胃肠动力药物如多潘立酮、莫沙必利;质子泵抑制剂:如奥美拉唑、埃索美拉唑。抗酸药如氢氧化铝、铝碳酸镁及其复合制剂。

3.手术治疗

确认由反流引起的严重呼吸道疾病患者且抑酸治疗效果欠佳者可考虑抗反流手术。

**(四)康复**

(1)主动与医师配合并按医嘱用药。

(2)心情开朗乐观,睡前2小时内禁食,白天进食后不宜立即卧床,避免紧束腰带、便秘。

(3)定期复查。

**(五)预后**

大部分患者虽然其症状易反复发作,但多呈良性过程。其发展到食管腺癌的年发病率为0.5%～1.0%。

### 三、专科评估与观察要点

**(一)腹痛**

观察腹痛的性质、部位、持续时间。

**(二)药物观察**

胃黏膜保护剂、质子泵抑制剂的效果及不良反应。

**(三)并发症**

1.上消化道出血

呕血、黑便、缺铁性贫血。

2.食管狭窄

反流症状在进食固体或半固体食物时加重。

3.Barrett食管

食管腺癌的主要癌前病变。

### 四、护理问题

(1)舒适度改变:与反流物刺激食管黏膜有关。

(2)营养失调:低于机体需要量与胃黏膜受损,消化吸收障碍有关。

### 五、护理措施

**(一)舒适的改变的护理**

1.病情观察

观察患者不适的改善情况,有无因吞咽困难及咽部不适引发的心理紧张等。

**2.休息**

指导日间进食后避免立即卧床休息,可适当活动后再休息,避免睡前 3 小时进食,睡前床头抬高 15～20 cm。

**3.心理疏导**

对癔球症患者指导其以转移注意力的方式缓解不适。

**(二)营养失调的护理**

(1)注意饮食,避免进高脂肪饮食及巧克力、咖啡、浓茶,避免过冷、过甜、辛辣刺激的食物,清淡饮食或少量多餐,保持排便通畅。增加蛋白质的摄入,如瘦肉、鸡蛋清、牛奶、豆制品等。

(2)监测体重,观察患者营养状况。

**(三)用药指导**

**1.质子泵抑制剂**

如埃索美拉唑,应早餐前服用。偶有胃肠道反应及头晕、嗜睡等中枢神经症状,用药期间避免开车等。

**2.促胃肠动力药**

如莫沙必利,饭前服用。与抗胆碱药合用时,应有一定的间隔时间。

**(四)自理能力评估**

严重反酸、反流的患者加强口腔护理。

## 六、健康指导

(1)指导改变不良生活方式,控制体重。避免摄入高脂肪、刺激胃酸分泌的食物,戒烟酒。

(2)餐后保持直立位,避免立即平卧,穿宽松衣服。

(3)避免加重食管反流的药物和食物,如浓茶、巧克力、钙通道阻滞剂,使用抑酸剂、促进胃肠蠕动的药物可以改善症状。

## 七、护理结局评价

(1)症状有所缓解。

(2)掌握正确生活方式。

(3)长期规律服药。

(4)复发率减少。

# 第二节 胃　炎

## 一、定义

不同病因所致的胃黏膜慢性炎症,常伴有上皮损伤和细胞再生。按发病的缓急和病程长短可分为急性胃炎和慢性胃炎。

## 二、疾病相关知识

### (一)流行病学特征

发病率在胃病中居首位。最常引起胃黏膜炎症的药物是非甾体抗炎药(阿司匹林、吲哚美辛等),与幽门螺杆菌感染密切相关。

### (二)临床表现

1.急性胃炎

常由服用非甾体抗炎药引起。以突发的呕血和/或黑便、上腹不适或隐痛为症状而就诊。内镜检查多数可发现胃黏膜急性糜烂出血的表现。

2.慢性胃炎

多由幽门螺杆菌感染引起。无特异性症状,部分患者有上腹痛或不适、食欲缺乏、反酸、嗳气、恶心等消化不良表现。

### (三)治疗

1.急性胃炎

针对原发疾病和病因采取防治措施。积极抑制胃酸分泌,保护胃黏膜。

2.慢性胃炎

根除幽门螺杆菌,对症用药。并抑酸或抗酸治疗,增强胃黏膜防御、动力促进剂等。

### (四)康复

(1)主动与医师配合并按医嘱用药。

(2)注意休息,饮食规律,避免不良刺激。

(3)定期复查。

### (五)预后

预后一般良好。慢性浅表性胃炎可逆至正常,少数亦可演变为萎缩性胃炎。

部分幽门螺杆菌感染引起的慢性胃炎会发生消化性溃疡。萎缩性胃炎伴有重度肠腺组织转化和/或不典型增生者有癌变可能。

### 三、专科评估与观察要点

#### (一)生活习惯

了解患者是否饮食不规律,是否长期服用非甾体抗炎药,嗜好烟酒及刺激性食物。

#### (二)消化道症状

如腹部不适与进食的关系。有无反酸、胃灼热、腹胀等症状。

### 四、护理问题

(1)营养失调:低于机体需要量与食欲缺乏,上腹胀痛不适有关。

(2)舒适度改变:上腹饱胀不适与胃部病变有关。

### 五、护理措施

#### (一)营养失调的护理

1.急性发作期

有消化道出血症状者暂时禁食,由静脉补充足够的水分、能量以及电解质。症状稍缓解后,可给予清淡流质饮食:如米汤、藕粉、薄面汤等。

2.病情缓解期

给予易消化及无刺激的少渣半流质饮食:如大米粥、皮蛋肉末粥、蒸蛋羹。当病情进一步缓解时,可用少渣软食,如米饭、汤面等。

3.恢复期

注意增加营养,可挑选一些富含生物价值高的蛋白质和维生素的食物,防止贫血和营养不良的发生:如猪肝、蛋黄、动物全血等富含血红素铁的食品,注意维生素 C 和 B 族维生素的补充,适量增加新鲜蔬菜和水果,促进铁吸收。注意培养良好的饮食习惯,少食多餐,定时定量,细嚼慢咽,避免暴饮暴食,忌吃油炸食品,少用咖啡、酒、辣椒、芥末、胡椒等刺激性调味品,食物要加工得细、碎、软、烂;烹调方法多采用蒸、煮、炖。

#### (二)舒适度改变的护理

1.病情观察

观察消化道症状如呕血、黑便的颜色、性质、量;观察腹痛或腹部不适的部位、持续时间和性质;观察用药后患者症状的改善情况。

2.休息与活动

急性期卧床休息。病情缓解期合理安排休息与工作,生活规律,劳逸结合。

### (三)用药指导及效果观察

(1)质子泵抑制剂:埃索美拉唑、奥美拉唑、泮托拉唑等,应餐前服药,偶有胃肠道反应及头晕、嗜睡等中枢神经症状,用药期间避免开车或高空作业。

(2)抗幽门螺杆菌药:遵医嘱口服抗菌药物,根治幽门螺杆菌,达治愈标准。餐后口服,以减少对胃黏膜的损害。

(3)输注质子泵抑制剂、抗菌药物以及营养药物时注意保护静脉和观察上述不良反应。

### 六、健康指导

(1)避免诱因:禁用或慎用阿司匹林等对胃黏膜有刺激作用的药物;应限制盐的摄入并补充新鲜的水果及蔬菜;长期饮用浓茶、咖啡、过冷、过热食物可损伤胃黏膜,应注意避免。

(2)加强饮食卫生和饮食营养。

(3)生活规律,避免劳累,适当锻炼,增强抵抗力。

(4)遵医嘱规律用药,不能私自减量或停用,根除幽门螺杆菌。

(5)定期复查,预防癌变。

### 七、护理结局评价

(1)消化道症状减轻或消失。

(2)营养状况良好。

(3)知晓疾病诱因,远离不良因素。

## 第三节 胃 癌

### 一、定义

胃癌是起源于胃黏膜上皮的恶性肿瘤。

### 二、疾病相关知识

#### (一)流行病学特征

胃癌是最常见的恶性肿瘤之一,患病率仅次于肺癌。病死率高,发病率存在明显的性别差异,男性约为女性的 2 倍,55～70 岁为高发年龄段。

### (二)临床表现

**1.早期**

早期多无症状,部分患者可出现消化不良表现:食欲减退、恶心呕吐、食后胃胀、嗳气、反酸等,是一组常见而又缺乏特异性的胃癌早期信号。

**2.进展期**

(1)消化系统症状:上腹痛,是进展期最早出现的症状,开始有早饱感(指患者虽饥饿,但进食后即感饱胀不适),而后出现隐痛不适,最后疼痛持续不缓解。

(2)全身症状:食欲减退、乏力、食欲缺乏呈进行性加重,消瘦、体重呈进行性下降、贫血。

(3)肿瘤转移症状:肺部——咳嗽、呃逆、咯血;胸膜——胸腔积液、呼吸困难;腹膜——腹水、腹部胀满不适;骨骼——全身骨骼痛;胰腺——持续上腹痛,并向背部放射。

早期胃癌和进展期胃癌均可出现上消化道出血,常为黑便。少部分早期胃癌可表现为轻微的上消化道出血症状,即黑便或持续大便隐血阳性。

### (三)治疗

**1.手术治疗**

手术治疗是唯一有可能根治胃癌的方法。

**2.化疗**

化疗有转移淋巴结癌灶的早期胃癌及全部进展期胃癌均可化疗,以使癌灶局限、消灭残存癌灶及防止复发和转移。

**3.支持治疗**

应用高能量静脉营养疗法可增强患者的体质;可应用对胃癌有一定作用的生物抑制剂,以提高患者的免疫力。

### (四)康复

(1)主动与医师配合并按医嘱用药。

(2)建立病案卡,定期复查。

### (五)预后

胃癌的预后直接与诊断时的分期有关,5 年生存率较低,早期胃癌预后佳。

### 三、专科评估与观察要点

(1)腹痛:观察腹痛的部位、性质、程度变化,判断有无并发症。

(2)营养状况:观察体重、贫血征的变化。

(3)观察止痛药的效果及不良反应。

## 四、护理问题

(1)疼痛:腹痛与胃癌或其并发症有关。

(2)营养失调:低于机体需要量与摄入量减少及消化吸收障碍有关。

(3)活动无耐力与疼痛、腹部不适有关。

(4)潜在并发症:消化道出血、穿孔、感染、梗阻。

## 五、护理措施

### (一)疼痛的护理

(1)观察疼痛的部位、性质、是否有严重的恶心、呕吐、吞咽困难、呕血及黑便症状。

(2)遵医嘱使用相应止痛药、化疗药物。注意合理选择静脉,避免药液外渗。评估止痛剂效果。

### (二)营养失调的护理

(1)饮食选择:鼓励能进食者尽可能进食易消化,营养丰富的流质或半流质饮食,少量多餐;监测体重,观察营养状况。

(2)建立中心静脉通路,做好相应维护。遵医嘱输注高营养物质,保证营养供给。应用生物抑制剂,以提高患者的免疫力。

### (三)活动无耐力的护理

(1)注意休息,给予适量的活动,避免劳累。

(2)评估自理能力,做好基础护理,预防压疮。

### (四)潜在并发症的护理

(1)监测生命体征:有无心力衰竭、血压下降、发热等。

(2)观察呕吐物、排泄物的颜色、性质、量,如出现呕咖啡色样物和/或排黑便考虑发生消化道出血;如有腹痛伴腹膜刺激征时考虑发生穿孔;如持续体温升高,应考虑存在感染,应寻找感染的部位及原因。以上情况均应立即通知医师,做相应处理。

### (五)用药指导

#### 1.化疗药

应用前应做好血管的评估,必要时给予中心静脉置管,避免药物外渗;注意观察药物的疗效及不良反应。

2.止痛药

严格遵医嘱用药,观察用药后患者腹痛的改善情况。

**(六)晚期患者做好生活护理**

包括口腔、足部、会阴的清洁。观察营养状况,消瘦明显者协助更换体位,定时翻身,保持皮肤清洁干燥,预防压疮的发生。

**六、健康指导**

(1)患者生活规律,保证休息,适量活动,增强抵抗力。

(2)注意个人卫生,防止继发感染。

(3)宣传与胃癌发生的相关因素,指导群众注意饮食卫生,避免或减少可致癌的食物,如熏烤、腌渍、发霉的食物。

(4)防治与胃癌有关的疾病,如萎缩性胃炎、胃溃疡等,可定期做胃镜检查,以便及时发现,高危人群应尽早治疗原发病或定期复查。

**七、护理结局评价**

(1)症状缓解,患者可以进行居家自我护理。

(2)患者营养状况尚可,未发生营养不良。

(3)无并发症的出现。

(4)患者心理健康,可以接受疾病,愿意配合治疗。

# 第四节　肝　硬　化

**一、定义**

肝硬化是一种常见的由不同病因引起的肝脏损害,肝脏呈进行性、弥漫性、纤维性病变。

**二、疾病相关知识**

**(一)流行病学特征**

我国年发病率 17/10 万,主要累及 20～50 岁男性,城市男性 50～60 岁肝硬化患者病死率高达 112/10 万。

**(二)临床表现**

1.代偿期表现

症状轻,缺乏特异性,以乏力、食欲缺乏为主要表现,可伴有腹胀、恶心、厌油腻及腹泻等消化道症状。

2.失代偿期表现

(1)肝功能减退:肝病面容、全身不同部位不同程度水肿、食欲减退、腹胀、腹痛、腹泻及体重减轻。全身皮肤黏膜及巩膜黄染;出血倾向和贫血。

(2)内分泌紊乱:尿量减少、月经失调、性欲减退、蜘蛛痣、肝掌。

(3)门静脉高压:脾大,侧支循环的建立和开放,腹水是门脉高压的三大临床表现。

3.并发症的临床表现

(1)食管胃静脉破裂出血:患者出现呕血、黑便,严重者休克。

(2)自发性细菌性腹膜炎:表现为短期内腹水迅速增加,对利尿剂无反应,伴腹泻、腹痛、腹胀等。

(3)原发性肝癌:进行性肝大,表面结节状。

(4)肝肾综合征:在顽固性腹水基础上出现少尿、无尿及恶心等氮质血症时的临床表现。

(5)肝肺综合征:出现杵状指、发绀、蜘蛛痣。

(6)肝性脑病:扑翼样震颤、谵妄进而昏迷。

**(三)治疗**

1.一般治疗

(1)休息:代偿期患者可参加轻微工作,失代偿期尤其出现并发症患者应卧床休息。

(2)饮食:此病属慢性消耗性疾病,应给予高维生素、易消化食物,严禁饮酒。

2.药物治疗

保肝、降酶、退黄治疗,并补充 B 族维生素和消化酶。门脉高压时口服降低门脉压力的药物,脾功能亢进时可服用升白细胞和血小板的药物。

3.腹水

控制水和钠盐的摄入,利尿剂的应用,提高胶体渗透压,腹腔穿刺放腹水等。

4.并发症的治疗

针对不同的并发症积极治疗。

### (四)康复

(1)保持愉快心情,合理安排休息活动,制定饮食计划,减少并发症的发生。

(2)戒烟戒酒,遵医嘱用药,避免加重肝脏损害的因素。

(3)定期复查。

### (五)预后

肝硬化的预后与病因、肝功能代偿程度及并发症有关。酒精性肝硬化、胆汁性肝硬化、肝淤血等引起的肝硬化,病因如能在肝硬化未进展至失代偿期前予以消除,则病变可趋静止,预后较好。病毒性肝炎肝硬化和隐源性肝硬化预后较差。

## 三、专科评估与观察要点

(1)观察意识、精神状态:如有表情淡漠或烦躁不安、性格或行为的异常警惕肝性脑病的发生。

(2)观察血压、脉搏、呕吐物和粪便的颜色、性质和量;警惕消化道出血的发生。

(3)观察呼吸频率和节律的变化:有无呼吸困难、心悸,警惕胸腔积液形成及肝肺综合征。

(4)观察体重、腹围的变化,准确记录出入量;评估腹水的消长和下肢肿胀的情况。

(5)定期监测水电解质和酸碱度的变化,积极纠正异常情况,预防酸碱失衡。

(6)注意应用利尿剂及腹腔放液后的观察。

(7)观察饮食和营养状况的变化。

## 四、护理问题

### (一)营养失调

低于机体需要量:与肝功能减退,食欲减退,消化吸收障碍有关。

### (二)体液过多

腹水:与门静脉高压,低蛋白血症有关。

### (三)潜在并发症

上消化道出血、肝性脑病等。

### 五、护理措施

#### (一)营养失调的护理

**1.饮食**

原则是高热量、高蛋白、高维生素、易消化饮食。忌饮酒、浓茶、咖啡等刺激性饮料,并根据是否有并发症调整饮食。

(1)肝功能显著损害、血氨偏高或肝性脑病先兆者:限或禁蛋白质摄入,预防肝性脑病发生。

(2)食管胃底静脉曲张者:宜软食,细嚼慢咽,避免坚硬、粗糙食物。

(3)轻度水肿者:给足量蛋白质,维生素丰富的低盐饮食,成人每天摄入≤2 g。严重水肿者应给予无盐饮食并限制水的摄入:成人每天摄入钠盐≤500 mg,水≤1 000 mL。

**2.营养支持**

必要时遵医嘱给予静脉营养补充,如葡糖糖液、复方氨基酸、清蛋白等。

**3.营养监测**

评估患者每天进食种类、进食量、监测体重,实验室相关指标监测等。

#### (二)体液过多的护理

(1)体位:多卧床休息,取平卧位,抬高下肢以减轻水肿,大量腹水者可取半卧位减轻呼吸困难。

(2)避免腹压骤增:如剧烈咳嗽、打喷嚏、用力排便等。

(3)限制水钠摄入:成人每天摄入钠盐≤2 g,水≤1 000 mL。

(4)药物观察:使用利尿剂时每天体重减轻不宜超过 0.5 千克,注意水电及酸碱平衡。

(5)病情观察监测生命体征、尿量、腹围及水肿情况的变化,教会患者监测体重及腹围。

(6)腹腔穿刺放腹水的护理:术前说明注意事项,排空膀胱,术中配合医师,注意观察患者生命体征及不适反应,术后注意观察穿刺部位情况,标本及时送检。

#### (三)潜在并发症的护理

(1)消化道出血:食管胃底静脉曲张者宜软食,细嚼慢咽,避免坚硬、粗糙食物。如有出血,执行上消化道出血的护理常规。

（2）肝性脑病：进行健康教育，让患者熟悉易导致肝性脑病的诱发因素，尽可能避免各种诱因的发生。

（3）指导患者家属注意观察患者性格及行为是否异常，以便早发现早治疗，发生肝性脑病，执行肝性脑病的护理常规。

**（四）用药护理**

1.保肝药物

还原性谷胱甘肽、复方甘草酸苷注意有无胃肠道反应。

2.利尿剂

注意观察利尿效果及有无电解质紊乱。

**（五）自理能力评估与指导**

肝硬化代偿期可自理，失代偿期根据临床表现及并发症情况给予相应的生活护理。

## 六、健康指导

（1）良好的饮食习惯，忌暴饮暴食，戒酒。遵循饮食原则，并根据病情变化随时调整饮食。

（2）保证充足睡眠，起居规律。保持情绪稳定，心情愉快。

（3）指导患者正确用药，注意利尿剂的剂量，不随意增减或停药。不擅自用药，避免增加肝脏负担和引发并发症。

（4）保护好皮肤，忌用刺激性洗浴用品，勿抓挠，防止感染。

（5）保持排便通畅，注意个人卫生，预防感染。

（6）家庭及社会的支持，全面照顾，细心观察，学会自我监测和观察，有不适及时就诊。

## 七、护理结局评价

（1）腹水消退，出血停止，自理能力明显提升。

（2）患者学会如何制定饮食计划和休息，保证营养摄入，避免引发并发症。

（3）掌握测量体重和腹围的方法。

（4）掌握肝硬化的基本知识，减少并发症。

# 第五节　炎症性肠病

## 一、定义

炎症性肠病专指病因未明的炎症性肠病,包括溃疡性结肠炎和克罗恩病。溃疡性结肠炎是一种病因不明的直肠和结肠慢性非特异性炎症性疾病,病变主要限于大肠的黏膜与黏膜下层。克罗恩病是一种病因未明的胃肠道慢性炎性肉芽肿性疾病。病变多见于末段回肠和邻近结肠,但从口腔至肛门各段消化道均可受累。

## 二、疾病相关知识

### (一)流行病学特征

可以发生于任何年龄阶段,但发病高峰年龄为 15～25 岁,男女发病率无明显差异。有明显的地域差异及种族差异,以北美、北欧最高,亚洲较低,近年来世界范围内发病率持续增高。

### (二)临床表现

1.消化系统症状

(1)腹泻:黏液脓血便是溃疡性结肠炎活动期的重要表现。排便次数和便血程度可反映病情严重程度。轻者每天 2～4 次,便糊状无或少量血;重者每天 10 次以上,便中大量脓血或呈水样便。累及乙状结肠和直肠者常伴里急后重。克罗恩病粪便多为糊状,一般无黏液脓血,如病变累及下段结肠或直肠者,可有黏液脓血和里急后重。

(2)腹痛:有腹痛-便意-便后缓解的规律。溃疡性结肠炎活动期有轻或中度腹痛,为左下腹或下腹阵痛。克罗恩病最常见症状是腹痛,多为右下腹或脐周痛,间歇性发作。

2.全身症状

中度发热、消瘦、贫血、低蛋白血症、水电平衡紊乱。克罗恩病较溃疡性结肠炎全身症状多且明显,少数患者以发热为首发和主要症状。

3.肠外表现

外周关节炎、口腔溃疡等(少见)。

### (三)治疗

(1)一般治疗:强调休息、饮食和营养,减少精神和体力负担,从流质饮食逐步过渡到富营养的少渣饮食。

(2)药物治疗:控制急性发作,缓解病情,减少复发,防治并发症。常用的药物有氨基水杨酸制剂(临床常用美沙拉嗪等)、糖皮质激素、免疫抑制剂、抗菌药物。

(3)手术治疗。

### (四)康复

(1)主动与医护配合并遵医嘱用药。

(2)心情开朗乐观积极,生活规律,饮食合理。

(3)避免过度劳累,心情紧张,饮食不洁,感冒等减少复发。

### (五)预后

本病一般呈慢性过程,有多次缓解和复发,不易彻底治愈,尤其轻型病例经治疗后病情可长期缓解,预后较好。少数暴发型或有并发症及年龄超过60岁者预后较差。

## 三、专科评估与观察要点

(1)观察粪便的次数、性质、量;观察腹痛的部位、性质、程度。

(2)观察生命体征变化,中重型患者常见低热或中度发热,高热提示合并症或疾病急性暴发;及时发现出血、肠穿孔等并发症。

(3)监测营养状况,监测体重、定期复查血常规,了解蛋白、水电解质情况。

(4)评价用药效果,观察不良反应。

## 四、护理问题

### (一)排便异常

腹泻:与炎症导致结肠黏膜对水钠吸收障碍及结肠运动功能障碍有关。

### (二)疼痛

腹痛:与肠道炎症及溃疡有关。

### (三)营养失调

低于机体需要量:与长期腹泻及肠道吸收障碍有关。

### (四)焦虑

与病情反复迁延有关。

### (五)潜在并发症

中毒性巨结肠、下消化道出血、肠穿孔、癌变。

## 五、护理措施

### (一)腹泻的护理

(1)病情观察:观察患者腹泻的次数、性质、伴随症状,监测粪便检查结果。

(2)活动与休息:急性发作和重症者卧床休息,以减少胃肠道蠕动;轻症者劳逸结合,生活有规律。

(3)做好用药指导及效果观察。

(4)做好肛周皮肤护理:排便后温水清洗肛周,必要时涂抹凡士林和抗生素软膏。

### (二)腹痛的护理

1.病情观察

严密观察腹痛的性质、部位以及生命体征的变化,如腹痛突然改变,应注意并发症的发生。

2.止痛护理

可采用转移注意力、热敷、针灸止痛。遵医嘱使用镇痛药后,观察用药后效果。

### (三)营养失调的护理

1.饮食护理

质软、易消化、少纤维素又富含营养、有足够热量的食物。避免冷饮、水果、多纤维素的蔬菜及其他刺激性食品,忌食牛奶及乳制品。病情严重时,遵医嘱禁饮食以减少肠道负担,控制症状。

2.营养监测

观察患者进食情况,定期测量体重,监测血红蛋白量、血清蛋白质的变化,了解营养情况。

### (四)用药指导

(1)柳氮磺吡啶应餐后服用,以减少消化道反应,服用期间定期监测血常规。

（2）糖皮质激素应逐渐减量直至停药，不可随意停药。

（3）免疫抑制剂应观察有无胃肠道反应，白细胞减少等症状的发生。

（4）灌肠试剂一般睡前使用，嘱患者排尽大小便后卧床等待，灌肠后可根据病变部位取膝胸卧位。

### （五）自理能力评估与指导

注意个人卫生，加强基础护理，必要时给予协助或完成，保持肛周清洁，皮肤完整。

## 六、健康指导

（1）建立信心，以平和乐观的心态面对疾病。

（2）建立健康的生活习惯，少纤维规律饮食，戒烟戒酒，保证睡眠与休息。

（3）减少复发，避免感冒、劳累、精神刺激等复发因素。

（4）遵医嘱长期、规律用药，不能私自减量或停用，防止复发。

（5）建议定期门诊复查，遵医嘱复查肠镜，不适随诊。

## 七、护理结局评价

（1）腹痛、腹泻症状缓解。

（2）营养状况良好。

（3）正确认识疾病，并坚持服药，避免复发。

# 第六节　消化性溃疡

## 一、定义

消化性溃疡主要是指发生在胃和十二指肠的慢性溃疡，即胃溃疡和十二指肠溃疡。

## 二、疾病相关知识

### （一）流行病学特征

全球性常见病，可发生于任何年龄，十二指肠溃疡好发于青壮年，胃溃疡多见于中老年。发作有季节性，秋冬、冬春之交好发。与幽门螺杆菌感染和非甾体抗炎药(阿司匹林、吲哚美辛等)的使用有关。

### (二)临床表现

典型临床表现主要特点是:慢性、周期性、节律性上腹痛。部分患者常以消化道出血、急性穿孔为其首发症状。

1.腹痛

(1)慢性经过:多数患者病程已长达几年,十几年或更长时间。

(2)周期性:除10%～15%患者第一次发作外不再复发,大多数患者反复发作,发作期与缓解期交替出现,反映了溃疡急性活动期,愈合期,瘢痕期的周期反复过程。

(3)节律性:溃疡病与胃酸刺激有关,临床上疼痛与饮食之间具有典型规律的节律性。胃溃疡疼痛多在餐后1小时内出现,持续1～2小时渐消失,直到下次进餐后重复上述节律;十二指肠溃疡疼痛多在餐后2～3小时发作,直至下次进餐或服制酸剂后完全缓解,具有夜间痛的特点。

(4)疼痛部位:胃溃疡疼痛多位于剑下正中或偏左;十二指肠溃疡疼痛部位多在腹正中或偏右。

2.其他症状

常有嗳气、反酸、胸骨后烧灼感、恶心、呕吐、失眠等症状。

### (三)治疗

1.一般治疗

工作劳逸结合,避免过度劳累和精神紧张,戒烟酒。停用或慎用损伤胃黏膜的非甾体抗炎药如阿司匹林、吲哚美辛等。

2.药物治疗

胃酸分泌抑制剂,常用的有奥美拉唑、埃索美拉唑、兰索拉唑。抗菌药物的应用,为根除幽门螺杆菌,常采取三联疗法(质子泵抑制剂＋两种抗生素)或四联疗法(质子泵抑制剂＋两种抗生素＋胃黏膜保护剂)。

3.手术治疗

消化道出血严重经内科治疗无效的顽固性溃疡及胃溃疡有癌变者应予手术治疗。

### (四)康复

(1)主动与医师配合并按医嘱用药。

(2)心情开朗乐观,注意精神情绪,避免发怒或忧郁;注意休息,生活规律,劳逸结合,勿暴饮暴食及进食刺激性药物、食物,避免各种诱发因素。

(3)建立病案卡,定期复查。

### (五)预后

本病是一种良性慢性过程,预后良好,但易复发,十二指肠溃疡复发率比胃溃疡更高。为 1.07%～3.5%,死亡原因主要是大出血或急性穿孔等并发症,尤其是老年或有其他严重伴发疾病的患者。

### 三、专科评估与观察要点

#### (一)腹痛

观察腹痛的时间、部位、性质、发作节律、与进食的关系。

#### (二)观察呕吐物及粪便

观察其颜色、性质、量,预防并发症。

#### (三)并发症的观察

1.出血

黑便、呕血、周围循环衰竭。

2.穿孔

腹痛突然加剧,顽固而持久。

3.幽门梗阻

腹胀明显,餐后加重,反复大量呕吐,呕吐物为酸腐味的宿食。

4.癌变

胃溃疡可发生癌变,十二指肠溃疡则不发生癌变。长期胃溃疡史、年龄45 岁以上、便潜血持续阳性者考虑,应复查。

### 四、护理问题

(1)疼痛:腹痛与胃酸刺激溃疡面,引起化学性炎症反应有关。

(2)知识缺乏:缺乏消化性溃疡的诱因和预防知识。

(3)焦虑与溃疡反复发作,病程延长有关。

### 五、护理措施

#### (一)疼痛的护理

(1)指导患者生活要有规律,疼痛剧烈时,则需卧床休息。

(2)病情观察:腹痛的程度、部位、时间、规律等;缓解疼痛,疼痛前进食碱性食物如苏打饼干或局部热敷;观察疼痛加剧或由剑突下疼痛转为全腹疼痛,应疑为并发出血或急性穿孔,应立即通知医师并做相应处理。

(3)疼痛时分散其注意力,如缓慢深呼吸、听音乐、交谈等。

### (二)知识缺乏的护理

(1)引导患者及家属提出相关问题,给予针对性解答。

(2)讲解消化性溃疡的诱因、临床表现、健康饮食方式等相关知识。

### (三)焦虑的护理

(1)针对患者焦虑的原因做心理疏导。

(2)指导患者掌握自我心理调整的方法,同病友谈心、散步、听音乐等。

### (四)用药指导

**1.去除诱因**

非甾体抗炎药如阿司匹林、吲哚美辛等。

**2.常用药物**

(1)$H_2$受体拮抗剂。如雷尼替丁:餐前服用,与抗酸药间隔 1 小时以上。不良反应有肝肾损害。

(2)质子泵抑制剂。如口服埃索美拉唑:应早餐前服用。偶有胃肠道反应及头晕、嗜睡等中枢神经症状,用药期间避免开车或高空作业。

(3)根除幽门螺杆菌治疗。抗菌药物:餐后口服,减少胃黏膜损害。

输注质子泵抑制剂、抗菌药物以及营养药物时注意保护静脉和观察上述不良反应。

### (五)自理能力评估

消化道出血时或伴有并发症者应给予生活帮助;腹痛明显、年老体弱应给予相应协助,保证口腔、皮肤清洁,使患者舒适。

## 六、健康指导

(1)稳定情绪,避免恼怒忧思,保持乐观、积极向上的生活态度。

(2)建立健康的生活习惯,规律饮食,戒烟戒酒,忌辛辣刺激、坚硬食物。保证睡眠与休息。

(3)饮食护理:消化道出血时应禁饮食;溃疡活动期应少量多餐,不宜过饱,避免急食,避免过冷、过热、过硬、刺激的食物;疾病恢复期应规律饮食,以软食为宜,营养丰富、清淡、易消化,忌生冷、刺激性食物,忌烟酒、浓茶、咖啡。

(4)遵医嘱规律用药,不能私自减量或停用。慎用或勿用诱发溃疡的药物如阿司匹林、泼尼松,防止溃疡复发。

(5)定期复查:建议定期门诊复查,遵医嘱复查胃镜。

(6)突发不适,若腹痛突然加剧,出现呕血、黑便、反复大量呕吐应及时就诊。

## 七、护理结局评价

(1)症状缓解或消失。

(2)规律用药,溃疡面愈合。

(3)患者掌握疾病的基本知识,建立合理饮食。

(4)复发率和并发症发生率降低。

# 第七节　消化道出血

## 一、定义

消化道以屈氏韧带为界,其以上的消化道出血称为上消化道出血。包括食管、胃、十二指肠、胰腺、胆道疾病,以及胃、空肠吻合术后的空肠病变出血。

## 二、疾病相关知识

### (一)流行病学特征

国外资料显示,上消化道出血的患者约占年均总住院人数的 0.1%,其病死率接近 10%。国内目前尚无相关资料。

### (二)临床表现

主要取决于病变性质、出血量及出血速度。

1.呕血与黑便

呕血与黑便是该病的特征性表现。上消化道出血后均有黑便。呕血多呈咖啡渣样,如出血量大时,则为鲜红或有血块。黑便呈柏油样,出血量大时可呈暗红或鲜红。

2.失血性周围循环衰竭

头晕、心悸、乏力、出汗、口渴、晕厥等,严重者呈休克状态。

**3.发热**

一般≤38.5 ℃,可持续 3～5 天。

**4.氮质血症**

一般一次出血后数小时血尿素氮开始上升,24～28 小时达高峰,大多 ≤14.3 mmol/L,3～4 天降至正常。

**5.贫血及血常规变化**

出血早期可无明显变化,急性大量出血后均有失血性贫血,血红蛋白浓度、红细胞计数等均下降,但白细胞计数升高。

### (三)治疗

**1.一般治疗**

卧床休息;记录血压、脉搏、出血量与每小时尿量;观察神色和肢体皮肤是冷湿或温暖;保持患者呼吸道通畅,避免呕血时引起窒息;保持静脉通畅并测定中心静脉压;大量出血者宜禁饮食,少量出血者可适当进流质饮食。

**2.补充血容量**

当血红蛋白低于 7 g/dL 或血细胞比容低于 25%时,应立即输入足够量的全血。对肝硬化门脉高压的患者要提防因输血而增加门静脉压力激发再出血的可能性。

**3.上消化道大量出血的止血处理**

胃内降温,口服止血剂,抑制胃酸分泌和保护胃黏膜,内镜直视下止血,外科手术治疗。

### (四)康复

(1)遵医嘱绝对卧床休息,禁饮食对疾病恢复很重要。

(2)放松心情,减少恐惧,紧张,焦虑有助于疾病恢复。

(3)认识导致本次大出血的原因及原发病的基础知识,避免诱发。

### (五)预后

多数患者经治疗可止血或自然停止出血,15%～20%持续或反复出血。

## 三、观察要点

### (一)生命体征

有无体温升高(一般≤38.5 ℃),注意有无周围循环衰竭症状、烦躁不安、意识不清、面色苍白、四肢湿冷,脉搏细速、血压下降幅度>2.0 kPa、尿量减少,必要时测中心静脉压。

### (二)观察出血量

正确估计出血量,成人每天出血5～10 mL粪便隐血阳性;50～100 mL出现黑便,250～300 mL引起呕血,短时间内出血量超过1 000 mL则出现失血性周围循环衰竭。

### (三)观察皮肤、口唇和甲床色泽

定期复查红细胞、血红蛋白、血细胞比容与血尿素氮。

### (四)观察出血

是否停止或再出血,观察粪便和呕吐物的性质、颜色、量。以下情况提示出血未停止或再出血。

(1)黑便持续存在或次数增多、粪便稀薄、甚至变成暗红色伴肠鸣音活跃。

(2)反复呕血甚至呕血转为红色或胃管抽吸液持续血性。

(3)经补充血容量后周围循环衰竭未改善或暂时好转后又恶化。

## 四、护理问题

(1)潜在并发症:血容量不足。

(2)活动无耐力与失血性周围循环衰竭有关。

(3)恐惧与消化道出血时对健康的威胁有关。

## 五、护理措施

### (一)潜在并发症——血容量不足的护理措施

1.急性大出血活动期

(1)体位选择:绝对卧床休息至出血停止,下肢略抬高。

(2)保持呼吸道通畅:及时清除气道内的分泌物,血液等,给予吸氧,并将头部偏向一侧,防误吸。

(3)迅速建立静脉双通路:是抢救成功的关键,并根据出血量调整所输入的药物、血液的滴速,观察效果和不良反应。

(4)禁饮食。

(5)心电监护,密切观察生命体征的变化,观察呕吐物和粪便的情况,准确记录出入量。

2.出血停止后

(1)休息与活动:劳逸结合,避免劳累。

(2)饮食:消化性溃疡引起的出血:出血停止6小时后可进温凉流食,后改为半流食、易消化软食,少量多餐,逐步过渡到正常饮食。忌生冷、粗糙、坚硬、刺激食物。食管胃底静脉曲张破裂出血:出血停止1～2天可进高热量、高维生素流食,限制钠盐和蛋白质摄入,避免粗糙、坚硬食物,细嚼慢咽。

**(二)活动无耐力的护理**

**1.休息与活动**

少量出血者应卧床休息,大量出血者应绝对卧床休息。协助患者取舒适体位,并定时变换体位,注意保暖,治疗护理集中进行,保证患者休息与睡眠。

**2.安全护理**

出血停止后逐渐恢复活动,指导患者起坐动作缓慢,出现头晕,心慌立即卧床休息。

**(三)恐惧的护理**

(1)心理护理:重点陪护,心理支持。

(2)及时消除不良因素的刺激,如被污染的被服。

(3)知识宣教,待患者病情稳定后,针对出血原因进行原发病的宣教。

**(四)用药指导**

使用生长抑素,此类药物半衰期短,确保用药连续性。

**(五)自理能力评估与指导**

出血活动期不能自理,给予生活照顾。出血停止后根据病情及患者自身情况逐渐恢复自理。

## 六、健康指导

**(一)心理指导**

保持良好的心境和乐观主义精神,正确对待疾病。

**(二)征象指导**

指导患者早期识别出血征象及应急措施。

**(三)原发病指导**

指导患者及家属掌握原发病的相关知识,预防及减少诱因,减少再度出血的危险。

**(四)饮食指导**

注意饮食调节,避免暴饮暴食、粗糙刺激性食物如浓茶、咖啡等,禁烟酒。

## (五)活动指导

注意劳逸结合,适度进行体育锻炼,增强体质。

## (六)药物指导

阿司匹林应谨慎使用,以免诱发消化道黏膜出血。忌用如水杨酸类、利血平等,可引起溃疡病变的并发症。

## 七、护理结局评价

(1)抢救成功,患者转危为安。

(2)出血停止,无并发症的发生。

(3)能够避免诱因,防止再度出血。

(4)患者掌握原发病的基本知识及上述健康指导。

# 第五章

# 泌尿系统疾病的护理

## 第一节 肾 损 伤

### 一、定义

肾损伤是指肾实质在受到外力作用时发生破裂,引起肾实质完整性破坏,血尿外渗。

### 二、疾病相关知识

#### (一)流行病

肾损伤常是严重多发损伤的一部分。肾损伤的发生率在上升,其原因有交通事故、剧烈的竞技运动、暴力性犯罪等。肾损伤多见于成年男子。

#### (二)临床表现

肾损伤的临床表现颇不一致。有其他器官同时受伤时,肾损伤的症状可能不易觉察。其主要症状有休克、出血、血尿、疼痛、伤侧腹壁强直和腰部肿胀等。

#### (三)治疗

肾损伤的治疗是依照伤员的一般情况,肾损伤的范围和程度,以及其他器官有无严重损伤而确定。

(1)休克的治疗。

(2)其他器官损伤的治疗。

(3)肾损伤的处理:支持治疗或手术治疗。

#### (四)康复

非手术治疗、病情稳定后的患者,出院后 3 个月不宜从事体力劳动或竞技运动;损伤肾切除的患者需注意保护健肾,防止外伤,不使用对肾功能有损害的药物,如氨基糖苷类抗菌药等。

### (五)预后

直接死于肾损伤的病例不多见。大多死亡病例是由于其他重要脏器的损伤所致。

### 三、专科评估与观察要点

(1)休克:早期休克由剧烈疼痛所致,其后与大量失血有关。程度依伤势和失血量而定。凡短时间内迅速发生休克或快速输血2单位后仍不能纠正休克时,常提示有严重的内出血。晚期继发性出血常见于伤后2~3周,偶尔在2月后亦可发生。

(2)血尿:90%以上肾损伤的患者有血尿,轻者为镜下血尿。但肉眼血尿较多见。严重者血尿甚浓,可伴有条状或铸型血块和肾绞痛,有大量失血。多数病例的血尿是一过性的。开始血尿量多,几天后逐渐消退。

(3)疼痛:伤侧肾区有痛感、压痛和强直。身体移动时疼痛加重。

(4)腰腹部包块:从肿胀的进展程度可以推测肾损伤的严重程度。为缓解腰区疼痛,患者脊柱常呈侧突。

(5)损伤程度。

(6)治疗效果。

### 四、护理问题

#### (一)组织灌注量改变

与创伤、肾破裂引起的大出血、尿外渗或腹膜炎有关。

#### (二)疼痛

与损伤后局部肿胀和尿外渗有关。

#### (三)潜在并发症

感染。

### 五、护理措施

#### (一)保守治疗(非手术治疗)的护理常规

(1)绝对卧床休息2~4周。护士应向患者反复讲明卧床休息的重要性,取得患者密切配合。卧床期间,加强口腔、皮肤等生活护理。

(2)密切观察病情变化:①观察尿液颜色,每2小时留取尿液于试管内,观察血尿颜色深浅的变化。②准确测量并记录腰腹部肿块的大小、观察腹膜刺激症状的轻重。③观察生命体征,注意休克发生。④观察体温,遵医嘱应用抗生素预防感染。

(3)及时遵医嘱输液,保持足够尿量,维持水电平衡。

(4)应用止血剂控制出血,防止休克。

### (二)手术治疗护理常规

(1)术前常规准备(术区备皮、术前配血、术前晚灌肠、术晨禁饮食)。

(2)肾切除术后6小时血压脉搏平稳可给予半卧位,以利引流和呼吸。术后禁饮食,排气后由流食至普食。

(3)肾部分切除或肾修补术后应严格卧床2~3周,禁食水1~2天,给予补液,待肠功能恢复后进流食或半流食,3~4天后改为普食。

(4)密切观察生命体征变化。

(5)观察切口引流物性状、颜色、量等,敷料浸湿须及时更换。

(6)严格无菌操作,有尿管者保持引流通畅,防止尿液反流,定期更换尿袋,以防泌尿系统感染。观察尿管引流情况,注意尿液的性状和量。

(7)观察疼痛的部位、性质、持续时间,必要时应用止痛剂。

### 六、健康指导

(1)肾损伤非手术治疗的患者出院后绝对卧床休息>4周。

(2)卧床期间适时变换体位预防压疮。

(3)出院后2~3个月避免重体力劳动。即使恢复良好者,在增加活动量时也应慎重,忌奔跑、跳跃,应避免剧烈体力活动及重体力劳动。

(4)生活起居有规律,增强体质,进食高蛋白、高热量、高纤维饮食,适量饮水,保持大便通畅,预防感冒,避免因咳嗽、便秘等增加腹压影响伤肾恢复。

### 七、护理结局评价

(1)患者可维持有效循环血量。

(2)患者疼痛减轻或消失。

(3)患者未发生感染。

# 第二节　膀　胱　损　伤

## 一、定义

膀胱损伤是指膀胱壁在受到外力作用时发生膀胱浆膜层、肌层、黏膜层的破裂,引起膀胱腔完整性破坏、血尿外渗。

## 二、疾病相关知识

### (一)临床表现

轻度膀胱壁挫伤仅有下腹疼痛,少量终末血尿,并在短期内自行消失,膀胱全层破裂时症状明显。依裂口所在的位置、大小、受伤后就诊时间,以及有无其他器官伴有损伤而有不同。腹膜内型与腹膜外型的破裂又有其各自特殊的症状。膀胱破裂一般可有下列症状:休克、血尿和排尿困难、疼痛、尿瘘。

### (二)治疗

早期治疗包括综合疗法、休克的防治、紧急外科手术和控制感染。晚期治疗主要是膀胱瘘修补和一般支持性的处理。

## 三、专科评估与观察要点

### (一)休克

剧烈的创伤,疼痛和大量失血是休克的主要原因。如为广泛性的创伤,伴有其他脏器的损伤,例如骨盆骨折,骨折碎片刺破下腹部和盆腔血管可致严重失血和休克。

### (二)疼痛

腹下部或耻骨疼痛和腹壁强直,伴有骨盆骨折时挤压骨盆时尤为明显。

### (三)血尿和排尿困难

有尿急或排尿感,但无尿液排出或仅排出少量血性尿液。

### (四)尿瘘

在开放性膀胱损伤,伤口有尿液流出。如与直肠、阴道相通,则可经肛门、阴道排出血性尿液。

### 四、护理问题

**(一)组织灌注量改变**

与膀胱破裂、骨盆骨折损伤血管出血、尿外渗或腹膜炎有关。

**(二)疼痛**

与损伤后局部肿胀和尿外渗有关。

**(三)潜在并发症**

感染。

**(四)排尿异常**

与膀胱破裂不能贮尿有关。

### 五、护理措施

(1)密切观察生命体征,严格记录 24 小时出入量,观察腹痛及腹膜刺激症状,判断有无再出血发生。

(2)合理输液,维持体液平衡和有效循环血量。

(3)观察体温,遵医嘱应用抗生素预防感染。

(4)观察疼痛的部位、性质、持续时间,必要时应用止痛剂。

(5)观察排尿情况,如有异常及时通知医师。

(6)膀胱修补术后做好留置导尿管及膀胱造瘘管的护理,膀胱造瘘管 10 天拔除,导尿管 8～10 天拔除。

(7)如果出血量少,生命体征稳定可非手术治疗;如果大量出血,应做好随时手术的准备。

(8)拔除导尿管后,指导患者掌握排尿的方法、排尿间隔时间,并且注意观察每次排出量。

### 六、健康指导

(1)向患者说明留置导尿管、防脱落及保持通畅的意义。

(2)向患者说明多饮水和拔除留置导尿管前闭管训练排尿的意义。

### 七、护理结局评价

(1)患者能够维持足够的循环血量。

(2)患者疼痛减轻或消失。

(3)未发生感染或感染已控制。

(4)患者排尿功能恢复。

# 第三节　尿 道 损 伤

## 一、定义

尿道损伤是指尿道在外力作用下受到损伤,引起尿道周围血肿、尿外渗。

## 二、疾病相关知识

### (一)流行病

尿道损伤在泌尿系统损伤中最常见。几乎全部发生于男性尿道,尤其是较固定的球部或膜部。前者多因骑跨式下跌,会阴部撞击硬物(巨石、树木),使球部尿道受压于耻骨弓部而损伤;后者常由于骨盆骨折,断端碎片刺破或撕裂尿生膈所致。此外,也见于尿道器械使用不当、产钳或贯通伤等。

### (二)临床表现

#### 1.单纯尿道损伤

全身症状较轻,如伴有骨盆骨折,可发生休克。

#### 2.急性尿道损伤

急性尿道损伤的局部表现有以下几点。

(1)伤处疼痛,尿时尤重,疼痛可牵涉会阴、阴茎、下腹部等处,有时向尿道外口放射。

(2)尿道出血,前尿道损伤时,可由尿道外口滴血;后尿道损伤,由于尿道括约肌的作用,血液有时不从尿道流出而进入膀胱,出现血尿。

(3)排尿困难与尿潴留,因疼痛、尿道外括约肌反射性痉挛、尿道黏膜水肿或血肿压迫,以及尿道完全断裂所致。

(4)伤部皮下淤血、青紫或肿胀,以会阴部和阴囊最为明显。

(5)尿外渗,尿液浸润周围组织,可引起组织坏死、感染,患者情况恶化。

### (三)治疗

引流尿液,解除尿潴留;做多个皮肤切口,彻底引流尿外渗部位;恢复尿道的连续性;防止并发症如尿道狭窄、尿瘘;注意防治休克及合并伤的处理。治疗方法依损伤部位、程度和时间而定。

**(四)康复**

(1)前后尿道损伤经手术修复后患者尿道狭窄的发生率很高,患者需要定期进行尿道扩张以避免尿道狭窄,导致排尿障碍。

(2)继发性功能障碍者应训练心理勃起加辅助性治疗。

### 三、专科评估与观察要点

(1)休克。

(2)疼痛:伤处疼痛,尿时尤重,疼痛可牵涉会阴、阴茎、下腹部等处,有时向尿道外口放射。

(3)尿道出血:前尿道损伤时,可由尿道外口滴血;后尿道损伤时,由于尿道括约肌的作用,血液有时不从尿道流出而进入膀胱,出现血尿。

(4)排尿困难。

(5)血肿、尿外渗。

### 四、护理问题

**(一)组织灌注量改变**

与创伤、骨盆骨折损伤血管出血,尿外渗或腹膜炎有关。

**(二)排尿异常**

与尿道损伤、狭窄有关。

**(三)潜在并发症**

感染。

### 五、护理措施

**(一)术前护理**

(1)术前常规准备(术区备皮、术前配血、术前晚灌肠、术晨禁饮食)。

(2)合并骨盆骨折者患者须平卧,勿随意搬动,以免加重损伤。

**(二)术后护理**

(1)去枕平卧 6 小时后,可取半卧位,以利引流和呼吸。

(2)排气后可进饮食,从流食至普食。

(3)密切观察生命体征变化。

(4)保持引流管通畅,注意尿液的性质。

(5)尿道外口护理每天 2 次。

（6）尿道会师术后 3～4 周拔除尿管。

（7）有尿外渗时保持局部皮肤干燥清洁,必要时切开引流。

（8）合并骨盆骨折长期卧床的患者,应鼓励深呼吸,帮助排痰,适当给予抗生素,防止坠积性肺炎的发生。

**六、健康指导**

（1）适时定期扩张尿道,以免尿道狭窄。

（2）如合并骨盆骨折应睡硬板床,勿搬动,卧床期间防止压疮。

（3）要教会患者盆底肌的训练,反复收缩及松弛包括括约肌在内的盆底肌,达到增强外括约肌的收缩力,紧闭尿道的目的。

**七、护理结局评价**

（1）患者能维持足够的组织灌注量。

（2）患者排尿异常得到改善。

（3）患者未发生感染。

# 第四节　上尿路结石

**一、定义**

上尿路结石是指肾和输尿管的结石。

**二、疾病相关知识**

**（一）流行病**

人群发病率 2%～3%,好发年龄为 25～40 岁,在我国上尿路结石男女比例相近。

**（二）临床表现**

肾和输尿管结石又称上尿路结石,主要症状是疼痛和血尿。其程度和结石部位、大小、活动与否及有无损伤、感染、梗阻等有关。

**（三）治疗**

上尿路结石的治疗不仅是解除疼痛,解除结石引起的尿路梗阻,保护肾脏功能,而且应尽可能找到并解除病因,防止结石复发。治疗包括一般治疗、体外冲击波碎石、腔内技术取石、外科手术治疗、结石病因治疗、溶石治疗等综合措施。

**(四)康复**

(1)嘱患者大量饮水。

(2)含钙结石者应合理摄入钙量,适当减少牛奶、奶制品、豆制品、巧克力、坚果等;避免大量摄入动物蛋白、精制糖和动物脂肪。

(3)药物预防:草酸盐结石患者可口服维生素 $B_6$ 以减少草酸盐排出。尿酸结石患者可口服别嘌醇和碳酸氢钠,以抑制结石形成。

### 三、专科评估与观察要点

**(一)疼痛**

疼痛常位于肋脊角、腰、腹部,呈阵发性或持续性,可表现为钝痛或绞痛。大而活动度小的肾结石可无疼痛,小而活动度大的结石疼痛较重,甚至出现肾绞痛。疼痛呈刀割样,位于腰、腹部,并向下腹、外阴放射。

**(二)血尿**

疼痛后出现血尿,多在身体活动时出现。

### 四、护理问题

**(一)疼痛**

与结石刺激引起的炎症、损伤及平滑肌痉挛有关。

**(二)潜在并发症**

血尿、感染。

### 五、护理措施

**(一)非手术疗法**

(1)鼓励患者多饮水,每天饮水量 2 000～3 000 mL,保持每天尿量＞2 000 mL,增加排尿量促使结石排出。

(2)如患者出现绞痛可给予解痉镇痛药(同时注射阿托品和杜冷丁)并可配合针刺治疗。

(3)保持体液和电解质平衡,防止患者出现脱水,发生虚脱,如有肾积水注意防治感染。

(4)加强运动,可选择跳跃性运动,促进结石排出。

(5)收集尿液查找结石,并用 X 线检查法观察非手术治疗的效果。

(6)用中药促进排石,如排石颗粒冲剂,金钱草,大黄等利尿通淋药。

(7)调节饮食,根据结石成分、生活习惯及条件适当调整饮食,延缓结石增长减少复发。

### (二)手术疗法

1.术前护理

(1)术前常规准备,术区备皮,术前晚灌肠,术晨禁饮食。

(2)术日晨拍腹平片,确定结石位置。

(3)如合并感染,需用抗生素控制感染后方可手术。

2.术后护理

(1)去枕平卧 6 小时后枕枕头,避免剧烈活动,引起出血。

(2)术后禁饮食,排气后从流食至普食,多饮水。

(3)根据医嘱应用抗生素、止血药。

(4)保持引流管通畅,观察引流物的颜色、性质、量,注意造瘘管有无尿液漏出。

(5)留置双 J 管、输尿管支架管保持通畅,避免尿液反流。

(6)如发生腹胀,可用腹部热敷,留置肛管或低压灌肠等方法。

(7)观察结石排出情况。

### 六、健康指导

(1)大量饮水以增加尿量,减少尿中晶体沉积。

(2)饮水后多做运动以利结石排出。

(3)根据结石成分调节饮食。

(4)应用药物降低有害成分,预防结石复发。

(5)如留置双 J 管应多饮水,勤排尿,勿憋尿,避免逆行感染。

### 七、急危重症观察与处理

#### (一)肾绞痛的临床表现

突然发作的阵发性刀割样疼痛,辗转不安,疼痛始于背、腰或肋腹部,沿输尿管向下腹部、大腿内侧、外阴部等处放射。起病急,疼痛剧烈,可伴恶心、呕吐、排尿困难、大汗、甚至痛性休克。患者常频繁地改变体位以缓解疼痛。

#### (二)肾绞痛的处理

(1)严密观察疼痛性质、程度及部位,发作次数和持续时间,伴随症状以及诱发因素。

（2）当剧痛并伴有恶心、呕吐、面色苍白、大汗淋漓、四肢湿冷、血压下降、脉搏细速等症状时,应警惕虚脱或神经源性休克发生,快速建立静脉通路,补充水、电解质,同时给予镇痛、止吐、保暖处理。

（3）当患者出现血尿、脓尿、尿路刺激征、发热等,常提示可能存在尿路感染或脓肾,应及时告知医师,对症处理,并注意尿量变化。

（4）密切观察药物可能引起的不良反应,如阿托品类药物的口干、视物模糊、排尿不畅、心悸、颜面潮红等。

（5）吗啡或哌替啶连续使用易成瘾,应尽量少用或慎用。并向患者解释止痛药物可能出现的不良反应,使其心中有数,减少疑虑。

## 八、护理结局评价

（1）患者疼痛减轻。

（2）患者未发生血尿、感染等并发症。

# 第五节　尿　路　感　染

## 一、定义

尿路感染简称尿感,是各种病原微生物感染而引起的尿路急、慢性炎症。多见于育龄女性、老年人、尿路畸形及免疫功根据感染发生的部位,可分为上尿路感染和下尿路感染。上尿路感染主要是肾盂肾炎,下尿路感染主要是膀胱炎。

## 二、疾病相关知识

### （一）相关病理生理

正常情况下,尿道口周围有少量细菌寄居,一般不会引起感染。尿路通畅时尿液能冲走绝大部分细菌;尿路黏膜可分泌杀菌物质 IgA、IgG;尿液含高浓度尿素和有机酸,pH 低,不利于细菌生长;男性排尿时前列腺液有杀菌作用。当尿道黏膜有损伤、机体抵抗力下降或入侵细菌毒力大、致病力强时,细菌可侵入尿道并沿尿路上行至膀胱、输尿管或肾脏而发生尿路感染。

### （二）病因与易感因素

1.基本病因

主要为细菌感染,以革兰阴性杆菌为主,其中大肠埃希菌占 70% 以上,其次为副大肠埃希菌、变形杆菌、克雷伯杆菌等。致病菌常为一种,极少数为两种细菌以上混合感染。细菌的吸附能力是重要的致病力。

2.易感因素

(1)尿路梗阻:任何妨碍尿液自由流出的因素,如结石、前列腺增生、狭窄、肿瘤等均可导致尿液积聚,细菌不易被冲洗清除,而在局部大量繁殖引起感染。

(2)膀胱输尿管反流:输尿管壁内段及膀胱开口处的黏膜形成阻止尿液从膀胱输尿管口反流至输尿管的屏障,当其功能或结构异常时可使尿液从膀胱逆流到输尿管,甚至肾盂,导致细菌在局部定植,发生感染。

(3)机体免疫力低下:如长期使用免疫抑制剂、糖尿病、长期卧床、严重的慢性病等。

(4)妊娠:2%～8%妊娠妇女可发生尿路感染,与孕期输尿管蠕动功能减弱、暂时性膀胱输尿管活瓣关闭不全及妊娠后期子宫增大致尿液引流不畅有关。

(5)性别和性活动:女性尿道较短(约4 cm)而宽,距离肛门较近,开口于阴唇下方是女性容易发生尿路感染的重要因素。性生活时可将尿道口周围的细菌挤压入膀胱引起尿路感染。

(6)医源性因素:导尿或留置导尿管、膀胱镜和输尿管镜检查、逆行性尿路造影等可致尿路黏膜损伤、将细菌带入尿路,易引发尿路感染。据文献报道,即使严格消毒,单次导尿后,尿感的发生率为1%～2%,留置导尿管1天感染率约50%,超过3天者,感染发生率可达90%以上。

**(三)临床表现**

1.急性膀胱炎

主要为膀胱刺激征的表现:患者出现尿频、尿急、尿痛、下腹部不适等膀胱刺激征,常有白细胞尿,约30%有血尿,偶见肉眼血尿。

2.急性肾盂肾炎

起病较急,常出现寒战、高热、头痛、乏力、肌肉酸痛、食欲减退、恶心、呕吐等全身症状及尿频、尿急、尿痛、下腹部不适、血尿、脓尿、腰痛、肾区压痛或叩痛、输尿管点压痛等泌尿系统表现。并发症有肾乳头坏死和肾周脓肿。

3.无症状性菌尿

表现为患者有真性菌尿而无尿感的症状。

**(四)辅助检查**

1.血常规

急性期白细胞计数和中性粒细胞比例升高。

2.尿常规

尿液外观浑浊,尿沉渣镜检可见大量白细胞、脓细胞,白细胞管型有助于肾盂肾炎的诊断。

3.尿细菌学检查

可见真性菌尿。

4.影像学检查

可了解尿路情况,及时发现有无尿路结石、梗阻、反流、畸形等导致尿路感染反复发作的因素。对于反复发作的尿路感染应行静脉肾盂造影。

### (五)主要治疗原则

去除易感因素,合理使用抗生素,在未有药物敏感试验结果时,应选用对革兰阴性杆菌有效的抗菌药物,获得尿培养结果后,根据药敏试验选择药物。

### (六)药物治疗

1.应用抗生素

抗生素可抑制或杀灭细菌,控制感染,改善尿路刺激症状。治疗常用的有复方磺胺甲噁唑口服;或氟喹酮类(氧氟沙星)每次 0.2 g,3 次/天;或头孢类(头孢噻肟钠)等,症状明显者予静脉用药。

2.应用碱性药物

碱性药物可以碱化尿液,增强抗菌药物的疗效,减轻尿路刺激的症状。常用的有碳酸氢钠口服,每次 1.0 g,3 次/天。

3.其他对症治疗

解热镇痛药,可降低体温缓解疼痛,增加患者舒适。常用萘普生 0.125 mg,口服或复方氨林巴比妥注射液 2 mL 肌内注射。

## 三、专科评估与观察要点

### (一)一般评估

1.生命体征(T、P、R、BP)

感染严重时患者体温一般会升高;脉搏、呼吸会偏快;血压正常或偏低。

2.患者主诉

有无尿频、尿急、尿痛、腰痛等症状。

3.相关记录

尿量、尿液性状、饮食、皮肤等记录结果。

## (二)身体评估

### 1.视诊

面部表情,是否为急性、痛苦面容。

### 2.触诊

腹部、膀胱区有无触痛压痛。

### 3.叩诊

肾区、输尿管行程有无压痛、叩击痛。

## (三)心理-社会评估

患者在疾病治疗过程中的心理反应与需求,家庭及社会支持情况,引导患者正确配合疾病的治疗与护理。

## (四)辅助检查结果评估

### 1.尿常规

尿中白细胞有无减少,有无出现白细胞管型。

### 2.尿细菌学检查

真性菌尿有助于疾病的诊断,清洁中段尿细菌定量培养菌落数$\geqslant 10^5/mL$,则为真性菌尿,如菌落计数$< 10^4/mL$为污染。膀胱穿刺尿定性培养有细菌生长也提示真性菌尿。

## (五)尿路感染治疗常用药效果的评估

(1)抗生素一般用药72小时可显效,若无效则应根据药物敏感试验更改药物,必要时联合用药。

(2)口服磺胺类药物要注意有无磺胺结晶形成。

(3)服用解热镇痛药后体温的变化,注意体温过低或出汗过多引起虚脱。

## 四、护理问题

### (一)排尿障碍

与尿感所致的尿路刺激征有关。

### (二)体温过高

与急性肾盂肾炎有关。

### (三)焦虑

与病程长、病情反复发作有关。

## (四)潜在并发症

肾乳头坏死、肾周脓肿等。

## (五)知识缺乏

缺乏预防尿路感染的知识。

## 五、护理措施

### (一)适当休息

为患者提供安静、舒适环境,增加休息与睡眠时间。肾区疼痛明显时应卧床休息,嘱患者少站立或弯腰,必要时遵医嘱给予止痛剂。高热患者应卧床休息,体温超过 39 ℃时可采用冰敷、乙醇擦浴等措施进行物理降温,必要时药物降温。

### (二)合理饮食

给予高蛋白、高维生素和易消化的清淡饮食,鼓励患者多饮水,每天饮水量不少于 2 000 mL,增加尿量,以冲洗膀胱、尿道、促进细菌和炎性分泌物排出,减轻尿路刺激症状。

### (三)用药护理

1.合理用药

遵医嘱合理选用抗生素,注意观察疗效及药物不良反应。停服抗生素 7 天后,需进行尿细菌定量培养,如结果阴性表示急性细菌性膀胱炎已治愈;如仍有真性细菌尿,应继续给予 2 周抗生素治疗。

2.磺胺类药物

口服可引起恶心、呕吐、厌食等胃肠道反应,经肾脏排泄时易析出结晶,还可引起粒细胞减少等,服用时应多饮水并口服碳酸氢钠碱化尿液以减少磺胺结晶的形成和减轻尿路刺激征。

### (四)心理护理

应向患者解释本病的特点及规律,说明紧张情绪不利于尿路刺激征的缓解,指导患者放松心态、转移注意力,消除紧张情绪及恐惧心理,积极配合治疗。

## 六、健康指导

(1)个人卫生:指导患者保持良好的生活习惯,学会正确清洁外阴的方法,保持外阴清洁干燥,穿宽松合体的衣服,尽量不穿紧身内衣。

(2)多喝水、勤排尿、勿憋尿。

(3)按时、按量、按疗程坚持用药,勿随意停药,并定期随访,一旦出现尿路感染的症状,尽快诊治。

## 七、护理效果评估

(1)患者尿路刺激征是否减轻或消失。

(2)患者体温是否恢复正常。

(3)患者情绪是否稳定,能否积极配合治疗。

# 第六章

# 女性生殖系统疾病的护理

## 第一节 痛　经

痛经是指在行经前、后或月经期出现下腹疼痛、坠胀伴腰酸及其他不适,严重影响生活和工作质量者。痛经分为原发性痛经与继发性痛经两类。前者指生殖器官无器质性病变的痛经,称功能性痛经;后者指盆腔器质性病变引起的痛经,如子宫内膜异位症等。本节仅叙述原发性痛经。

### 一、护理评估

#### (一)健康史

原发性痛经常见于青少年,多发生在有排卵的月经周期,精神紧张、恐惧、寒冷刺激及经期剧烈运动可加重疼痛。评估时需了解患者的年龄和月经史、疼痛特点及与月经的关系、伴随症状和缓解疼痛的方法等。

#### (二)身体状况

1.痛经

痛经是主要症状,多自月经来潮后开始,最早出现在月经来潮前 12 小时,月经第 1 天疼痛最剧烈,持续 2～3 天后逐渐缓解。疼痛呈痉挛性,多位于下腹正中,常放射至腰骶部、外阴与肛门,少数人的疼痛可放射至大腿内侧。可伴面色苍白、出冷汗、恶心、呕吐、腹泻、头晕、乏力等。痛经多于月经初潮后 1～2 年发病。

2.妇科检查

生殖器官无器质性病变。

### (三)心理-社会状况

患者缺乏痛经的相关知识,担心痛经可能影响健康及婚后的生育能力,表现为情绪低落、烦躁、焦虑;伴随着月经的疼痛,常常使患者抱怨自己是女性。

### (四)辅助检查

B超检查生殖器官有无器质性病变。

### (五)处理要点

以解痉、镇痛等对症治疗为主,并注意对患者的心理治疗。

## 二、护理问题

### (一)急性疼痛

急性疼痛与经期宫缩有关。

### (二)焦虑

焦虑与反复疼痛及缺乏相关知识有关。

## 三、护理措施

### (一)一般护理

(1)下腹部局部可用热水袋热敷。

(2)鼓励患者多饮热茶、热汤。

(3)注意休息,避免紧张。

### (二)病情观察

(1)观察疼痛的发生时间、性质、程度。

(2)观察疼痛时的伴随症状,如恶心、呕吐、腹泻。

(3)了解引起疼痛的精神因素。

### (三)用药护理

遵医嘱给予解痉、镇痛药,常用药物有前列腺素合成酶抑制剂,如吲哚美辛、布洛芬等,亦可选用避孕药或中药治疗。

### (四)心理护理

讲解有关痛经的知识及缓解疼痛的方法,使患者了解经期下腹坠胀、腰酸、头痛等轻度不适是生理反应。原发性痛经不影响生育,生育后痛经可缓解或消失,从而消除患者紧张、焦虑的情绪。

### (五)健康指导

进行经期保健的教育,包括注意经期清洁卫生、保持精神愉快、加强经期保护、避免剧烈运动及过度劳累、防寒保暖等。疼痛难忍时一般选择非麻醉性镇痛药治疗。

# 第二节 闭 经

闭经是妇科常见症状,分为原发性闭经和继发性闭经两类。原发性闭经指年龄超过16岁,第二性征已发育,或年龄超过14岁,第二性征尚未发育,且无月经来潮者;继发性闭经指正常月经建立后,因病理性原因月经停止6个月,或按自身原来月经周期计算停经3个周期以上者。青春期以前、妊娠期、哺乳期及绝经后的无月经均属生理现象。

## 一、护理评估

### (一)健康史

原发性闭经较少见,常由于遗传性因素或先天性发育缺陷所致,评估时应注意患者生殖器官和第二性征发育情况及家族史。继发性闭经发病率高,病因复杂,评估时应详细询问患者月经史,已婚者应注意有无产后大出血、不孕及流产史。根据控制正常月经周期的四个环节,按病变部位将闭经分为下丘脑性闭经、垂体性闭经、卵巢性闭经及子宫性闭经。

1.下丘脑性闭经

下丘脑性闭经最常见,以功能性原因为主。

(1)精神因素:精神创伤、紧张忧虑、环境改变、过度劳累、盼子心切或畏惧妊娠等可使内分泌调节功能紊乱而发生闭经。闭经多为一时性,可自行恢复。

(2)剧烈运动、体重下降和神经性厌食:均可诱发闭经。因初潮发生和月经维持有赖于一定比例(17%~20%)的机体脂肪,中枢神经对体重下降极为敏感。

(3)药物:一般在停药后3~6个月月经恢复。

2.垂体性闭经

垂体器质性病变或功能失调可影响卵巢功能而引起闭经。

（1）垂体梗死：常见于产后出血使垂体缺血坏死，出现闭经、性欲减退、毛发脱落、第二性征衰退等症状。

（2）垂体肿瘤：可引起闭经溢乳综合征。

**3.卵巢性闭经**

因性激素水平低落，子宫内膜不发生周期性变化而导致闭经。

（1）卵巢功能早衰：40岁前绝经者称卵巢功能早衰，常伴有围绝经期综合征的表现。

（2）卵巢功能性肿瘤、卵巢切除或组织破坏。

（3）多囊卵巢综合征：表现为闭经、不孕、多毛、肥胖、双侧卵巢增大。

**4.子宫性闭经**

月经调节功能及第二性征发育正常，但子宫内膜受到破坏或对卵巢激素不能产生正常的反应而引起闭经。

（1）先天性子宫发育不良或子宫切除术后者。

（2）子宫内膜损伤：子宫腔放疗后、结核性子宫内膜炎、子宫腔粘连综合征，后者因人工流产刮宫过度，使子宫内膜损伤粘连而无月经产生。

**5.其他内分泌功能异常**

甲状腺功能减退或亢进、肾上腺皮质功能亢进、糖尿病等可引起闭经。

**（二）身体状况**

了解患者的闭经类型、时间及伴随症状。注意观察患者精神状态、智力发育、营养与健康状况；检查全身发育状况，测量身高、体重、四肢与躯干比例；第二性征如音调、毛发分布、乳房发育状况，挤压乳腺有无乳汁分泌；妇科检查生殖器官有无发育异常和肿瘤等。

**（三）心理-社会状况**

患者担心闭经对自己的健康、性生活及生育能力有影响，病程过长及治疗效果不佳会加重患者及其家属的心理压力，产生低落、焦虑情绪，反过来又加重闭经。

**（四）辅助检查**

**1.子宫功能检查**

（1）诊断性刮宫：适用于已婚妇女，必要时可在宫腔镜直视下检查。

（2）子宫输卵管碘油造影：了解子宫腔及输卵管情况。

（3）药物撤退试验：①孕激素试验可评估内源性雌激素水平；②雌、孕激素序贯疗法。

**2.卵巢功能检查**

通过 B 超检查、基础体温测定、宫颈黏液结晶检查、阴道脱落细胞检查、血清激素测定、诊断性刮宫,了解排卵情况及体内性激素水平。

**3.垂体功能检查**

如垂体兴奋试验等。

**4.其他检查**

B 超检查、染色体检查及内分泌检查等。

**(五)处理要点**

**1.全身治疗**

积极治疗全身性疾病,增强体质,加强营养,保持正常体重。

**2.心理治疗**

精神因素所致闭经,应行心理疏导。

**3.病因治疗**

子宫腔粘连、先天畸形、卵巢及垂体肿瘤等采取相应手术治疗。

**4.性激素替代疗法**

根据病变部位及病因,给予相应激素治疗,常用雌激素替代疗法,雌、孕激素序贯疗法和雌、孕激素合并疗法。

**5.诱发排卵**

常用氯米芬、人绒毛膜促性腺激素。

**二、护理问题**

**(一)焦虑**

焦虑与担心闭经对健康、性生活及生育的影响有关。

**(二)功能障碍性悲哀**

功能障碍性悲哀与长期闭经、治疗效果不佳及担心丧失女性形象有关。

**三、护理措施**

**(一)一般护理**

**1.鼓励患者增加营养**

营养不良引起闭经时,应供给患者足够的营养。

2.保证睡眠

工作紧张引起闭经时,鼓励患者加强锻炼,增强体质,注意劳逸结合。如为肥胖引起的闭经,指导患者进低热量饮食,但需要富有维生素和矿物质,嘱咐患者适当增加运动量。

**(二)病情观察**

(1)观察患者情绪变化,有无引起闭经的精神因素,如工作、家庭、生活等情况。

(2)对有人工流产、剖宫产史的闭经患者,应监测阴道流血情况及月经变化。

(3)注意患者体重增加或减少的数据和时间,与闭经前、后的关系。

(4)观察患者甲状腺有无肿大、有无糖尿病症状。

**(三)用药护理**

指导患者合理使用性激素,说明性激素的作用、不良反应、用药方法及注意事项。

**(四)心理护理**

讲解月经的生理知识,使患者了解闭经与女性特征、生育及健康的关系,减轻心理压力,避免闭经加重。对原发性闭经者,特别是生殖器官畸形者进行心理疏导,保持心情舒畅,正确对待疾病,提高对自我形象的认识。

**(五)健康指导**

(1)告知患者要耐心坚持规范治疗,在医师的指导下接受全身系统检查。

(2)短期治疗效果可能不明显,要有心理准备,不要放弃治疗,树立战胜疾病的信心。

# 第三节 功能失调性子宫出血

功能失调性子宫出血为妇科常见病。它是由于调节生殖系统的神经内分泌机制失常引起的异常子宫出血,而全身及内、外生殖器官无器质性病变存在。常表现为月经周期长短不一、经期延长、经量过多或不规则阴道出血。功能失调性子宫出血可分为排卵性功能失调性子宫出血和无排卵性功能失调性子宫出血两类,约85%的患者属无排卵性功能失调性子宫出血。功能失调性子宫出血可发生于月经初潮至绝经期间的任何年龄,约50%的患者发生于绝经前期,育龄期约占30%,青春期约占20%。

## 一、护理评估

### (一)健康史

1.无排卵性功能失调性子宫出血

(1)青春期:与下丘脑-垂体-卵巢轴调节功能未健全有关,过度劳累、精神紧张、恐惧、忧伤、环境及气候改变等应激刺激,以及肥胖、营养不良等因素易导致下丘脑-垂体-卵巢轴调节功能紊乱,卵巢不能排卵。

(2)绝经过渡期:因卵巢功能衰退,卵巢对促性腺激素敏感性降低,卵泡在发育过程中因退行性变而不能排卵。

(3)生育期:可因内、外环境改变,如劳累、应激、流产、手术或疾病等引起短暂无排卵。亦可因肥胖、多囊卵巢综合征、高催乳素血症等因素长期存在,引起持续无排卵。

2.排卵性功能失调性子宫出血

黄体功能不足原因在于神经内分泌调节功能紊乱,导致卵泡期卵泡刺激素缺乏,卵泡发育缓慢,雌激素分泌减少,正反馈作用不足,黄体生成素峰值不高,使黄体发育不全、功能不足。子宫内膜不规则脱落者,由于下丘脑-垂体-卵巢轴调节功能紊乱或黄体机制异常,引起萎缩过程延长。

评估时注意了解患者的发病年龄、月经史、婚育史及发病诱因,以及有无性激素治疗不当及全身性出血性疾病史。

### (二)身体状况

1.月经紊乱

(1)无排卵性功能失调性子宫出血:最常见的症状是子宫不规则性出血,特点是月经周期紊乱,经期长短不一,经量多少不定。可先有数周或数月停经,然后阴道流血,量较多,持续2~3周或更长时间,不易自止,无腹痛或其他不适。

(2)排卵性功能失调性子宫出血:黄体功能不足者月经周期缩短,月经频发(月经周期短于21天),不易受孕或怀孕早期易流产;子宫内膜不规则脱落者月经周期正常,但经期延长,长达9~10天,多发生于产后或流产后。

2.贫血

因出血多或时间长,患者出现头晕、乏力、面色苍白等贫血征象。

### 3.体格检查

体格检查包括全身检查和妇科检查,排除全身性疾病及生殖器官器质性病变。

### (三)心理-社会状况

青春期患者常因害羞而影响及时诊治,生育期患者担心影响生育而焦虑,围绝经期患者因治疗效果不佳或怀疑为恶性肿瘤而焦虑、紧张、恐惧。

### (四)辅助检查

#### 1.诊断性刮宫

诊断性刮宫可了解子宫内膜反应、子宫内膜病变,达到止血的目的。不规则流血者可随时刮宫,用以止血。确定有无排卵或黄体功能不足,于月经前 1 天或者月经来潮 6 小时内做诊断性刮宫,无排卵性功能失调性子宫出血的子宫内膜呈增生期改变,黄体功能不足显示子宫内膜分泌不良。子宫内膜不规则脱落,于月经周期第 5～6 天进行诊断性刮宫,增生期与分泌期子宫内膜共存。

#### 2.B超检查

了解子宫内膜厚度及生殖器官有无器质性改变。

#### 3.血常规及凝血功能检查

了解有无贫血、感染及凝血功能障碍。

#### 4.宫腔镜检查

直接观察子宫内膜,选择病变区进行活检。

#### 5.卵巢功能检查

判断卵巢有无排卵或黄体功能。

### (五)处理要点

#### 1.无排卵性功能失调性子宫出血

青春期和生育期患者以止血、调整周期、促排卵为原则。围绝经期患者以止血、防止子宫内膜癌变为原则。

#### 2.排卵性功能失调性子宫出血

黄体功能不足的治疗原则是促进卵泡发育、刺激黄体功能及黄体功能替代疗法,分别应用氯米芬、人绒毛膜促性腺激素和黄体酮;子宫内膜不规则脱落的治疗原则是促使黄体及时萎缩,子宫内膜及时、完整脱落,常用药物有孕激素和人绒毛膜促性腺激素。

## 二、护理问题

### (一)潜在并发症

贫血。

### (二)知识缺乏

缺乏性激素治疗的知识。

### (三)有感染的危险

有感染的危险与经期延长、机体抵抗力下降有关。

### (四)焦虑

焦虑与性激素使用及药物不良反应有关。

## 三、护理措施

### (一)一般护理

患者体质往往较差,应加强营养,改善全身情况,可补充铁剂、维生素 C 和蛋白质。成人体内大约每 100 mL 血中含 50 mg 铁,行经期妇女,每天从食物中吸收铁 0.7~2.0 mg,经量多者应额外补充铁。向患者推荐含铁较多的食物,如猪肝、胡萝卜、葡萄干等。按照患者的饮食习惯,为患者制订适合于个人的饮食计划,保证患者获得足够的营养。

### (二)病情观察

观察并记录患者的生命体征、出量及入量,嘱患者保留出血期间使用的会阴垫及内裤,以便更准确地估计出血量,出血较多者,督促其卧床休息,避免过度疲劳和剧烈活动;贫血严重者,遵医嘱做好配血、输血、止血措施,执行治疗方案,维持患者正常血容量。

### (三)对症护理

1.无排卵性功能失调性子宫出血

(1)止血:对大量出血患者,要求在性激素治疗 8 小时内见效,24~48 小时内出血基本停止,若 96 小时以上仍不止血者,应考虑有器质性病变存在。

性激素止血。①雌激素:应用大剂量雌激素可迅速提高血内雌激素浓度,促使子宫内膜生长,短期内修复创面而止血,主要用于青春期功能失调性子宫出血。目前多选用妊马雌酮2.5 mg或己烯雌酚1~2 mg。②孕激素:适用于体内已有一定水平雌激素的患者。常用药物如甲羟孕酮或炔诺酮,用药原则同雌激素。③雄激素:拮抗雌激素、增加子宫平滑肌及子宫血管张力而减少出血,主要用于围绝经期功能失调性子宫出血患者的辅助治疗,可随时停用。④联合用药:止血效果优于单一药物,可用三合激素或口服短效避孕药,止血后逐渐减量。

刮宫术:止血及排除子宫内膜癌变,适用于年龄＞35岁、药物治疗无效或存在子宫内膜癌高危因素的患者。

其他止血药:卡巴克洛和酚磺乙胺可减少微血管的通透性,氨基己酸、氨甲苯酸、氨甲环酸等可抑制纤维蛋白溶酶,有减少出血量的辅助作用,但不能赖以止血。

(2)调整月经周期:一般连续用药3个周期。在此过程中务必积极纠正贫血、加强营养,以改善体质。

雌、孕激素序贯疗法:人工周期,通过模拟自然月经周期中卵巢的内分泌变化,将雌、孕激素序贯应用,使子宫内膜发生相应变化,引起周期性脱落。适用于青春期功能失调性子宫出血或生育期功能失调性子宫出血者,可诱发卵巢自然排卵。雌激素自月经来潮第5天开始用药,妊马雌酮1.25 mg或己烯雌酚1 mg,每晚1次,连服20天,于服雌激素最后10天加用甲羟孕酮每天10 mg,两药同时用完,停药后3～7天出血。于出血第5天重复用药,一般连续使用3个周期。用药2～3个周期后,患者常能自发排卵。

雌、孕激素联合疗法:可周期性口服短效避孕药,适用于生育期功能失调性子宫出血、内源性雌激素水平较高或绝经过渡期功能失调性子宫出血者。

后半周期疗法:于月经周期的后半周期开始(撤药性出血的第16天)服用甲羟孕酮,每天10 mg,连服10天为1个周期,共3个周期为1个疗程。适用于青春期或绝经过渡期功能失调性子宫出血者。

(3)促排卵:适用于育龄期功能失调性子宫出血者。常用药物如氯米芬、人绒毛膜促性腺激素等。于月经第5天开始每天口服氯米芬50 mg,连续5天,以促进卵泡发育。B超监测卵泡发育接近成熟时,可大剂量肌内注射人绒毛膜促性腺激素5 000 U以诱发排卵。青春期不提倡使用。

(4)手术治疗:以刮宫术最常用,既能明确诊断,又能迅速止血。绝经过渡期出血患者激素治疗前宜常规刮宫,最好在子宫镜下行分段诊断性刮宫,以排除子宫内细微器质性病变。对青春期功能失调性子宫出血者,刮宫应持慎重态度。必要时行子宫次全切除或子宫切除术。

2.排卵性功能失调性子宫出血

(1)黄体功能不足:药物治疗如下。①黄体功能替代疗法:自排卵后开始每天肌内注射黄体酮10 mg,共10～14天,用以补充黄体分泌孕酮的不足。②黄体功能刺激疗法:通常应用人绒毛膜促性腺激素以促进及支持黄体功能。于基础体温上升后开始,隔天肌内注射人绒毛膜促性腺激素 1 000～2 000 U,共 5 次,可使血浆孕酮明显上升,随之正常月经周期恢复。③促进卵泡发育:于月经第5 天开始,每晚口服氯米芬 50 mg,共 5 天。

(2)子宫内膜不规则脱落:药物治疗如下。①孕激素:自排卵后第1～2 天或下次月经前10～14 天开始,每天口服甲羟孕酮 10 mg,连续 10 天;有生育要求者,可肌内注射黄体酮。②人绒毛膜促性腺激素:用法同黄体功能不足。

3.性激素治疗的注意事项

(1)严格遵医嘱正确用药,不得随意停服或漏服,以免使用不当引起子宫出血。

(2)药物减量必须按规定在止血后开始,每 3 天减量 1 次,每次减量不超过原剂量的 1/3,直至维持量,持续用至止血后 20 天停药。

(3)雌激素口服可能引起恶心、呕吐等胃肠道反应,可饭后或睡前服用;对存在血液高凝倾向或血栓性疾病史者禁忌使用。

(4)雄激素用量过大可能出现男性化不良反应。

**(四)预防感染**

(1)测体温、脉搏。

(2)指导患者保持会阴部清洁,出血期间禁止盆浴及性生活。

(3)注意有无腹痛等生殖器官感染征象。

(4)按医嘱使用抗生素。

**(五)心理护理**

注意情绪调节,避免过度紧张与精神刺激。特别是青春期少女,父母们不仅要关注女孩的学习状况与膳食状况,还要重视女孩的情绪变化,与其多沟通,了解其内心世界的变化,帮助其释放不良情绪,以使其保持相对稳定的精神-心理状态,避免情绪上的大起大落。

**(六)健康指导**

(1)宜清淡饮食,多食富含维生素 C 的新鲜瓜果、蔬菜。注意休息,保持心情舒畅。

(2)强调严格掌握雌激素的适应证,并合理使用,对更年期及绝经后妇女更应慎用,应用时间不宜过长,量不宜大,并应严密观察其反应。

(3)月经期避免剧烈运动,禁止盆浴及性生活,保持会阴部清洁。

# 第四节　外阴炎及阴道炎

## 一、外阴炎

外阴炎是妇科常见病,是外阴部的皮肤与黏膜的炎症,可发生于任何年龄,以生育期及绝经后妇女多见。

### (一)护理评估

1.健康史

(1)病因评估:外阴炎主要指外阴部的皮肤与黏膜的炎症,以大、小阴唇为多见。由于外阴与尿道、肛门、阴道邻近且暴露,同时,阴道分泌物、经血、产后的恶露、尿液、粪便的刺激、糖尿病患者的糖尿的长期浸渍,均可引起外阴不同程度的炎症,此外,穿化纤内裤、紧身内裤、使用卫生巾使局部透气性差等,均可诱发外阴部的炎症。

(2)病史评估:评估有无外阴炎的因素存在,有无糖尿病、阴道炎病史。

2.身心状况

(1)症状:外阴瘙痒、疼痛、红、肿、灼热,性交及排尿时加重。

(2)体征:局部充血、肿胀、糜烂,常有抓痕,严重者形成溃疡或湿疹。慢性炎症者,外阴局部皮肤或黏膜增厚、粗糙、皲裂等。

(3)心理-社会状况:了解病程,了解患者对症状的反应,有无烦躁、不安等心理。

### (二)护理诊断及合作性问题

(1)皮肤或黏膜完整性受损:与皮肤黏膜炎症有关。

(2)舒适改变:与外阴瘙痒、疼痛、分泌物增多有关。

(3)焦虑:与性交障碍、行动不便有关。

### (三)护理目标

(1)患者皮肤与黏膜完整。

(2)患者病情缓解或好转,舒适感增加。

(3)患者情绪稳定,积极配合治疗与护理。

### (四)护理措施

**1.一般护理**

炎症期间宜进食清淡且富含营养的食物,禁食辛辣、刺激性食物。

**2.心理护理**

患者常出现烦躁不安、焦虑紧张情绪,应帮助患者树立信心,减轻心理负担并告知患者应坚持治疗,讲究卫生。

**3.病情监护**

积极寻找病因,消除刺激因素。

**4.治疗护理**

(1)治疗原则:去除病因,积极治疗原发病,如阴道炎、尿瘘、粪瘘、糖尿病等。

(2)治疗配合:保持外阴清洁干燥,局部使用约40 ℃的1∶5 000高锰酸钾溶液坐浴,每天2次,每次15~30分钟,5~10次为1个疗程。如有破溃,可涂抗生素软膏或紫草油,急性期可用物理治疗。

### (五)健康指导

(1)卫生宣教,指导妇女穿棉质内裤,减少分泌物刺激,对公共场所,如游泳池、公共浴室等谨慎出入,注意经期、孕期、产期及流产后的生殖道清洁,防止感染。

(2)定期妇科检查,积极参与普查与普治。

(3)指导用药方法及注意事项。

(4)加强性道德教育,纠正不良性行为。

### (六)护理评价

(1)患者诉说外阴瘙痒症状减轻,舒适感增加。

(2)患者焦虑缓解或消失,掌握卫生保健常识,能养成良好卫生习惯。

## 二、前庭大腺炎

细菌侵入前庭大腺腺管内致腺管充血、水肿称为前庭大腺炎。

### (一)护理评估

**1.健康史**

(1)病因评估:前庭大腺腺管开口位于小阴唇与处女膜之间,在性交、流产、分娩或其他情况污染外阴部时,病原体易侵入引起炎症,因此,以育龄妇女多见,主要病原体为葡萄球菌、链球菌、大肠埃希菌、淋病奈瑟菌及沙眼衣原体等。急性炎症发作时,细菌先侵犯腺管,腺管口因炎症肿胀阻塞,渗出物不能排出,积存而形成脓肿,称为前庭大腺脓肿(又称巴氏腺脓肿),多发于一侧。如急性炎症消退,腺管口粘连阻塞,分泌物不能外流,脓液转清,则形成前庭大腺囊肿,多为单侧,大小不等,可持续数年不增大。患者往往无自觉症状。

(2)病史评估:了解患者有无反复的外阴感染史及卫生习惯。

2.身心状况

(1)症状:初起时局部肿胀、疼痛、烧灼感,行走不便,可伴有大小便困难等。有时可出现发热等全身症状(表6-1)。

表 6-1　前庭大腺炎临床类型及身体状况

| 临床类型 | 身体状况 |
| --- | --- |
| 急性期 | (1)大阴唇下 1/3 处疼痛、肿胀,严重时行走受限。检查局部可见皮肤红、肿、热、压痛<br>(2)脓肿形成时,可触及波动感,脓肿直径可达5～6 cm,可自行破溃。如破口大,引流通畅,脓液流出后炎症消退;如破口小,引流欠佳,炎症持续不退或反复发作<br>(3)可出现全身不适、发热等全身症状 |
| 慢性期 | 慢性期囊肿形成,患者感到外阴部有坠胀感或性交不适。检查时局部可触及囊性肿物,大小不一,有时可反复急性发作 |

(2)体征:外阴部皮肤红肿、压痛明显。当脓肿形成时,疼痛加剧,并可触及波动感,脓肿直径可达5～6 cm。

(3)心理-社会状况:了解病程,了解患者对症状的反应,有无烦躁、不安等心理,患者常有因害羞或怕痛而未及时诊治的心理障碍。

(二)辅助检查

取前庭大腺开口处分泌物做细菌培养,确定病原体。

(三)护理诊断及合作性问题

(1)皮肤完整性受损:与脓肿自行破溃或手术切开引流有关。

(2)疼痛:与局部炎症刺激有关。

(四)护理目标

(1)患者皮肤保持完整。

(2)疼痛缓解或好转。

(五)护理措施

1.一般护理

急性期患者应卧床休息,饮食易消化,富含营养。

## 2.心理护理

患者常常烦躁不安、焦虑紧张,应尊重患者,为患者保密,以解除其忧虑,使其积极治疗,帮助其建立治愈疾病的信心和生活的勇气。

## 3.病情监护

观察患者的生命体征,重点观察体温变化,观察伤口愈合情况。

## 4.治病护理

(1)治疗原则:急性期局部热敷或坐浴,应用抗生素消炎治疗;脓肿形成或囊肿较大时,应切开引流或行囊肿造口术,保持腺体功能,防止复发。

(2)治疗配合:急性炎症发作时,取前庭大腺开口处分泌物做细菌培养,确定病原体。根据细菌培养结果和药物敏感试验选用抗生素口服或肌内注射。脓肿形成或囊肿较大时,切开引流或行囊肿造口术,并放置引流条。术后保持局部清洁,引流条每天更换 1 次,外阴用 1∶5 000 氯己定棉球擦拭,每天擦洗外阴 2 次,也可用清热解毒中药热敷或坐浴,每天 2 次。

### (六)健康指导

(1)向患者及家属讲解此病的病因及预防措施,指导患者注意外阴清洁卫生。

(2)告知患者及家属月经期、产褥期禁止性交;月经期应使用消毒卫生巾预防感染;术后注意事项及正确用药。告知患者相关卫生保健常识,养成良好卫生习惯。

### (七)护理评价

(1)患者诉说外阴不适症状减轻,舒适感增加。

(2)患者接受医护人员指导,焦虑缓解或消失。

阴道炎是阴道黏膜及黏膜下结缔组织的炎症,是妇科常见病。正常健康妇女由于解剖结构、组织特点,阴道对病原体的侵入有自然防御功能。当各种因素导致自然防御功能降低、阴道内生态平衡遭到破坏时,病原体侵入导致阴道炎症。幼女及绝经后妇女由于雌激素缺乏、阴道上皮薄、阴道抵抗力低,比青春期及育龄期妇女更易受感染。

## 三、滴虫性阴道炎

滴虫性阴道炎是由阴道毛滴虫引起的最常见的阴道炎。阴道毛滴虫主要寄生于女性阴道,也可存在于尿道、尿道旁腺及膀胱。男性可存在于包皮皱襞、尿道及前列腺内。滴虫适宜生长在温度为 25～40 ℃,pH 为 5.2～6.6 的潮湿环境。

月经前后,阴道内酸性减弱,接近中性,隐藏在腺体及阴道皱襞中的滴虫常得以繁殖,而发生滴虫性阴道炎。此病的传播途径有经性交的直接传播及经游泳池、浴盆、厕所、衣物、器械等途径的间接传播。

**(一)护理评估**

**1.健康史**

(1)病因评估:阴道毛滴虫呈梨形,体积为多核白细胞的 2～3 倍。滴虫顶端有 4 根鞭毛,体部有波动膜,后端尖并有轴柱凸出。活的滴虫透明无色,呈水滴状,鞭毛随波动膜的波动而活动(图 6-1)。阴道毛滴虫极易传播,pH 在 4.5 以下时便受到抑制甚至致死。pH 上升至 7.5 时,其繁殖可完全被抑制。在妊娠期和月经来潮前后,阴道 pH 升高,可使阴道毛滴虫的感染率和发病率升高。

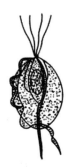

**图 6-1　滴虫模式图**

(2)病史评估:评估发作与月经周期的关系,既往阴道炎病史,个人卫生情况;分析感染经过;了解治疗经过。

**2.身心状况**

(1)症状:主要症状为白带呈稀薄泡沫状,量多及伴有外阴、阴道口瘙痒。如有其他细菌混合感染,白带可呈黄绿色、血性、脓性且有臭味。局部可有灼热、疼痛、性交痛。合并尿路感染时,可有尿频、尿痛、血尿。阴道毛滴虫能吞噬精子,阻碍乳酸生成,影响精子在阴道内存活,可致不孕。

(2)体征:妇科检查时可见阴道黏膜充血,严重时有散在的出血点。有时可见阴道后穹隆处有液性或脓性泡沫状分泌物。

(3)心理-社会状况:患者常因炎症反复发作而烦恼,出现无助感。

**(二)辅助检查**

**1.悬滴法**

在玻片上加 1 滴温生理盐水,自阴道后穹隆处取少许分泌物混于生理盐水中,用低倍镜检查,如有滴虫,可见其活动。阳性率可达 80%～90%。取分泌物检查前 24～48 小时,避免性交、阴道灌洗及阴道上药。

**2.培养法**

培养法适用于症状典型而悬滴法未见滴虫者,可用培养基培养,其准确率可达 98%。

**(三)护理诊断及合作性问题**

(1)知识缺乏:缺乏对疾病传染途径的认识及缺乏阴道炎治疗的知识。

(2)舒适改变:与外阴瘙痒、分泌物增多有关。

(3)组织完整性受损:与分泌物增多、外阴瘙痒、搔抓有关。

**(四)护理目标**

(1)患者能说出疾病传染的途径、阴道炎的治疗与日常防护知识。

(2)患者分泌物减少,舒适度提高。保持组织完整性、无破损。

**(五)护理措施**

**1.一般护理**

注意个人卫生,保持外阴部清洁、干燥,避免搔抓外阴导致皮肤破损。

**2.心理护理**

解除患者因疾病带来的烦恼,减轻其对确诊后的心理压力,增强治疗疾病的信心。告知患者夫妇滴虫性阴道炎的传播途径、临床表现、治疗方法和注意事项,减轻他们的焦虑心理,同时鼓励他们积极配合治疗。

**3.病情观察**

观察患者的外阴瘙痒症状、阴道分泌物的量及颜色等。

**4.治疗护理**

(1)治疗原则:杀灭阴道毛滴虫,保持阴道的自净作用,防止复发,夫妻双方要同时治疗,切断直接传染途径。

(2)治疗配合。①局部治疗:增强阴道酸性环境,用 1%乳酸溶液、0.5%醋酸溶液或 1：5 000 高锰酸钾溶液冲洗阴道后,每晚睡前用甲硝唑 200 mg,置于阴道后穹隆,每天 1 次,10 天为 1 个疗程。②全身治疗:甲硝唑每次 200～400 mg,每天 3 次口服,10 天为 1 个疗程。③指导患者正确用药,按疗程坚持用药,注意冲洗液的浓度、温度。④观察用药后反应:甲硝唑口服后偶见胃肠道反应,如食欲缺乏、恶心、呕吐及白细胞减少、皮疹等,一旦发现,应报告医师并停药。妊娠期、哺乳期妇女应慎用,因为药能通过胎盘进入胎儿体内,并可由乳汁排泄。

**（六）健康指导**

（1）做好卫生宣教,积极开展普查普治,消灭传染源,严格禁止滴虫阴道炎或带虫者进入游泳池。医疗单位做好消毒隔离,防止交叉感染。治疗期间勤换内裤,内裤、坐浴及洗涤用物应煮沸消毒5～10分钟以消灭病原体,禁止性生活,避免交叉或重复感染的机会。哺乳期妇女在用药期间或用药后24小时内不宜哺乳。经期暂停坐浴、阴道冲洗及阴道用药。

（2）夫妻应双双检查,男方若查出毛滴虫,夫妻应同治,有助于提高疗效,治疗期间应禁止性生活。

（3）治愈标准:治疗后应在每次月经干净后复查1次,连续3次均为阴性,方为治愈。

**（七）护理评价**

（1）患者自诉外阴不适症状减轻,舒适感增加,悬滴法试验连续3个周期复查为阴性。

（2）患者正确复述预防及治疗此疾病的相关知识。

## 四、外阴阴道假丝酵母菌病

外阴阴道假丝酵母菌病也称外阴阴道念珠菌病,是一种常见的外阴、阴道炎,80%～90%的病原体为白假丝酵母菌,其发病率仅次于滴虫阴道炎。白假丝酵母菌是真菌,不耐热,加热至60 ℃,持续1小时,即可死亡;但对干燥、日光、紫外线及化学制剂的抵抗力较强。

**（一）护理评估**

1.健康史

（1）病因评估:假丝酵母菌为条件致病菌,可存在口腔、肠道和阴道而不引起症状。当阴道内糖原增多、酸度增加、局部细胞免疫力下降时,假丝酵母菌可繁殖并引起炎症,故外阴阴道假丝酵母菌病多见于孕妇、糖尿病患者及接受大量雌激素治疗者。此外,长期应用抗生素、服用类固醇皮质激素或免疫缺陷综合征等,可以改变阴道内微生物之间的相互制约关系,易发生此病;穿紧身化纤内裤、肥胖可使会阴局部的温度及湿度增加,也易使假丝酵母菌得以繁殖而引起感染。

（2）传播途径评估:①内源性感染为主要感染,假丝酵母菌除寄生阴道外,还可寄生于人的口腔、肠道,这些部位的假丝酵母菌可互相传染。②通过性交直接传染。③通过接触感染的衣物等间接传染。

(3)病史评估:了解有无糖尿病及长期使用抗生素、雌激素、类固醇皮质激素病史,了解个人卫生习惯及有无不洁性生活史。

2.身心状况

(1)症状:外阴、阴道奇痒,坐卧不安,痛苦异常,可伴有尿痛、尿频、性交痛。阴道分泌物为干酪样或豆渣样。

(2)体征:妇科检查见小阴唇内侧、阴道黏膜红肿并附着白色块状薄膜,容易剥离,下面糜烂及溃疡。

(3)心理-社会状况:患者常因外阴瘙痒痛苦不堪,由于影响休息与睡眠,产生忧虑与烦躁,评估患者心理障碍及影响疾病治疗的原因。

3.辅助检查

(1)悬滴法:在玻片上加1滴温生理盐水,自阴道后穹隆处取少许分泌物混于生理盐水中,用低倍镜检查,若找到白假丝酵母菌的芽孢和假菌丝即可确诊。

(2)培养法:适用于症状典型而悬滴法未见白假丝酵母菌者,可用培养基培养。

**(二)护理诊断及合作性问题**

1.焦虑

焦虑与易复发,影响休息与睡眠有关。

2.组织完整性受损

组织完整性受损与分泌物增多、外阴瘙痒、搔抓有关。

**(三)护理目标**

(1)患者情绪稳定,积极配合治疗与护理。

(2)患者病情改善,舒适度提高。

(3)保持组织完整性,组织无破损。

**(四)护理措施**

1.一般护理

注意个人卫生,保持外阴部清洁、干燥,避免搔抓外阴以免皮肤破损。

2.心理护理

向患者讲解外阴阴道假丝酵母菌病的病因、治疗方法和注意事项等,消除患者的顾虑和焦虑心理,使其积极配合治疗。

3.病情观察

观察患者的外阴瘙痒症状、阴道分泌物的量及颜色等。

**4.治疗护理**

(1)治疗原则:消除诱因,改变阴道酸碱度,根据患者情况选择局部或全身应用抗真菌药杀灭致病菌。

(2)用药护理。①局部治疗:用2%～4%碳酸氢钠溶液冲洗阴道或坐浴,再选用制霉菌素栓剂、克霉唑栓剂、咪康唑栓剂等置于阴道内,一般7～10天为1个疗程。②全身用药:若局部用药效果较差或病情顽固者,可选用伊曲康唑、氟康唑、酮康唑等口服。③用药注意:孕妇要积极治疗,否则阴道分娩时新生儿易感染发生鹅口疮。妊娠期坚持局部治疗,禁用口服拉唑类药物。勤换内裤,内裤、坐浴及洗涤用物应煮沸消毒5～10分钟以消灭病原体,避免交叉和重复感染的机会。④用药护理:嘱阴道灌洗或坐浴应注意药液浓度和治疗时间,灌洗药物要充分溶化,温度一般为40 ℃,切忌过烫,以免烫伤皮肤。

**(五)健康指导**

(1)做好卫生宣教,养成良好的卫生习惯,每天洗外阴、换内裤。切忌搔抓。

(2)约15%男性与女性患者接触后患有龟头炎,对有症状男性也应进行检查与治疗。

(3)鼓励患者坚持用药,不随意中断疗程。

(4)嘱积极治疗糖尿病等疾病,正确使用抗生素、雌激素,以免诱发外阴阴道假丝酵母菌病。

**(六)护理评价**

(1)患者分泌物减少,性状转为正常,舒适感增加。

(2)患者正确复述预防及治疗此疾病的相关知识,做到积极配合并坚持治疗。

**五、萎缩性阴道炎**

萎缩性阴道炎属非特异性阴道炎,常见于绝经后及卵巢切除后或盆腔放疗者。绝经后的萎缩性阴道炎又称老年性阴道炎。

**(一)护理评估**

**1.健康史**

(1)病因评估:①妇女绝经后;②手术切除卵巢;③产后闭经;④药物假绝经治疗;⑤盆腔放疗后等。由于雌激素水平降低,阴道上皮萎缩变薄,上皮细胞内糖原减少,阴道内 pH 增高,阴道自净作用减弱,局部抵抗力降低,致病菌入侵后易繁殖引起炎症。

（2）病史评估：了解有无糖尿病及长期使用抗生素、雌激素、类固醇皮质激素病史；了解个人卫生习惯及有无不洁性生活史；了解有无进行盆腔放疗等。

2.身心状况

（1）症状：白带增多，多为黄水状，严重感染时可呈脓性，有臭味。黏膜有浅表溃疡时，分泌物可为血性，有的患者可有点滴出血，可伴有外阴瘙痒、灼热、尿频、尿痛、尿失禁等症状。

（2）体征：妇科检查可见阴道皱襞消失、上皮菲薄、黏膜出血，表面可有小出血点或片状出血点；严重时可形成浅表溃疡，阴道弹性消失、狭窄，慢性炎症、溃疡还可引起阴道粘连，导致阴道闭锁。

（3）心理-社会状况：老年人常因思想比较保守，不愿就医而出现无助感。其他患者常因知识缺乏而病急乱投医，因此，应注意评估影响患者不愿就医的因素及家庭支持系统。

3.辅助检查

取分泌物检查，悬滴法排除滴虫性阴道炎和外阴阴道假丝酵母菌病；有血性分泌物时，常需做宫颈刮片或分段诊刮排除宫颈癌和子宫内膜癌。

（二）护理诊断及合作性问题

（1）舒适改变：与外阴瘙痒、疼痛、分泌物增多有关。

（2）知识缺乏：与缺乏绝经后妇女预防保健知识有关。

（3）有感染的危险：与局部分泌物增多、破溃有关。

（三）护理目标

（1）患者分泌物减少，性状转为正常，舒适感增加。

（2）患者正确复述预防及治疗此疾病的相关知识，做到积极配合并坚持治疗。

（3）患者无感染发生或感染被及时发现和控制，体温、血常规正常。

（四）护理措施

1.一般护理

嘱患者保持外阴清洁，勤换内裤。穿棉质内裤，减少刺激等。

2.心理护理

使患者了解老年性阴道炎的病因和治疗方法，减轻其焦虑；对卵巢切除、放疗者给予心理安慰与相关医学知识解释，增强其治疗疾病的信心；解释雌激素替代疗法可缓解症状,帮助其建立治愈疾病的信心。

3.病情观察

观察白带性状、量、气味,有无外阴瘙痒、灼热及膀胱刺激症状等。

4.治疗护理

(1)治疗原则:增强阴道黏膜的抵抗力,抑制细菌生长繁殖。

(2)治疗配合。①增加阴道酸度:用0.5%醋酸或1%乳酸溶液冲洗阴道,每天1次。阴道冲洗后,将甲硝唑200 mg或氧氟沙星200 mg,放入阴道深部,每天1次,7～10天为1个疗程。②增加阴道抵抗力:针对病因给予雌激素制剂,可局部用药,也可全身用药。将己烯雌酚0.125～0.25 mg,每晚放入阴道深部,7天为1个疗程。③全身用药:可口服尼尔雌醇,首次4 mg,以后每2～4周1次,每晚2 mg,维持2～3个月。

**(五)健康指导**

(1)对围绝经期、老年妇女进行健康教育,使其掌握预防老年性阴道炎的措施及技巧。

(2)指导患者及其家属阴道灌洗、上药的方法和注意事项。用药前洗净双手及会阴,减少感染的机会。自己用药有困难者,指导其家属协助用药或由医务人员帮助使用。

(3)告知使用雌激素治疗可出现的症状,嘱乳腺癌或子宫内膜癌患者慎用雌激素制剂。

**(六)护理评价**

(1)患者分泌物减少,性状转为正常,舒适感增加。

(2)患者正确复述预防及治疗此疾病的相关知识,做到积极配合并坚持治疗。

# 第五节　子宫颈炎

子宫颈炎是指子宫颈发生的急性或慢性炎症。子宫颈炎是妇科常见疾病之一,包括宫颈阴道部炎症及宫颈管黏膜炎症。临床上分为急性子宫颈炎和慢性子宫颈炎。临床多见的子宫颈炎是急性子宫颈管黏膜炎,若急性子宫颈炎未经及时诊治或病原体持续存在,可导致慢性子宫颈炎症。

由于宫颈管黏膜上皮为单层柱状上皮,抗感染能力较差,当遇到多种病原体侵袭、物理化学因素刺激、机械性子宫颈损伤、子宫颈异物等,引起子宫颈局部充血、水肿,上皮变性、坏死,黏膜、黏膜下组织、腺体周围大量中性粒细胞浸润,或子宫颈间质内有大量淋巴细胞、浆细胞等慢性炎细胞浸润,可伴有子宫颈腺上皮及间质增生和鳞状上皮化生。因子宫颈阴道部鳞状上皮与阴道鳞状上皮相延续,亦可由阴道炎症引起宫颈阴道部炎症。

病原体种类。①性传播疾病的病原体:主要是淋病奈瑟菌及沙眼衣原体。②内源性病原体:与细菌性阴道病病原体、生殖道支原体感染有关。

## 一、护理评估

### (一)健康史

**1.一般资料**

年龄、月经史、婚育史,是否处在妊娠期。

**2.既往疾病史**

详细了解有无阴道炎、性传播疾病及子宫颈炎症的病史,包括发病时间、病程经过、治疗方法及效果。

**3.既往手术史**

详细询问分娩手术史,了解阴道分娩时有无宫颈裂伤;是否做过妇科阴道手术操作及有无宫颈损伤、感染史。

**4.个人生活史**

了解个人卫生习惯,分析可能的感染途径。

### (二)生理状况

**1.症状**

(1)急性子宫颈炎:阴道分泌物增多,呈黏液脓性,阴道分泌物的刺激可引起外阴瘙痒及灼热感;可出现月经间期出血、性交后出血等症状;常伴有尿道症状,如尿急、尿频、尿痛。

(2)慢性子宫颈炎:患者多无症状,少数患者可有阴道分泌物增多,呈淡黄色或脓性,偶有接触性出血、月经间期出血,偶有分泌物刺激引起外阴瘙痒或不适。

**2.体征**

(1)急性子宫颈炎:检查见脓性或黏液性分泌物从子宫颈管流出;用棉拭子擦拭子宫颈管时,容易诱发子宫颈管内出血。

(2)慢性子宫颈炎:检查可见宫颈呈糜烂样改变,或有黄色分泌物覆盖子宫颈口或从宫颈管流出,也可见子宫颈息肉或子宫颈肥大。

**3.辅助检查**

(1)实验室检查:分泌物涂片做革兰染色,中性粒细胞每高倍视野＞30个;阴道分泌物湿片检查白细胞每高倍视野＞10个;做淋菌奈瑟菌及沙眼衣原体检测,以明确病原体。

(2)宫腔镜检查:镜下可见血管充血,宫颈黏膜及黏膜下组织、腺体周围大量中性粒细胞浸润,腺腔内可见脓性分泌物。

(3)宫颈细胞学检查:行宫颈刮片、宫颈管吸片检查,与宫颈上皮瘤样病变或早期宫颈癌相鉴别。

(4)阴道镜及活检:必要时进行该检查,以明确诊断。

**(三)高危因素**

(1)性传播疾病,年龄＜25岁,多位性伴侣或新性伴侣且为无保护性交。

(2)细菌性阴道病。

(3)分娩、流产或手术致子宫颈损伤。

(4)卫生不良或雌激素缺乏,局部抗感染能力差。

**(四)心理-社会因素**

**1.对健康问题的感受**
是否存在因无明显症状而不重视或延误治疗。

**2.对疾病的反应**
是否因病变在宫颈,又涉及生殖器官与性,而不愿及时就诊;或因阴道分泌物增多引起不适;或治疗效果不明显而烦躁不安;或遇有白带带血或接触性出血时,担心疾病的严重程度,怀疑有癌变而恐惧、焦虑。

**3.家庭、社会及经济状况**
家人对患者是否关心,家庭经济状况及是否有医疗保险。

## 二、护理诊断

**(一)皮肤完整性受损**
其与宫颈上皮糜烂及炎性刺激有关。

**(二)舒适的改变**
其与白带增多有关。

## (三)焦虑

其与害怕宫颈癌有关。

## 三、护理措施

### (一)症状护理

#### 1.阴道分泌物增多

观察阴道分泌物颜色、性状、气味及量,选择合适的药液进行阴道冲洗。在不清楚种类时,不可滥用冲洗液,指导患者勤换会阴垫及内裤,保持外阴清洁干燥。

#### 2.外阴瘙痒与灼痛

嘱患者尽量避免搔抓,防止外阴部皮肤破损,减少活动,避免摩擦外阴。

### (二)用药护理

药物治疗主要用于急性子宫颈炎患者的治疗。

#### 1.遵医嘱用药

(1)经验性抗生素治疗:在未获得病原体检测结果前,采用针对衣原体的经验性抗生素治疗,阿奇霉素 1 g,单次顿服,或多西环素 100 mg,每天 2 次,连服 7 天。

(2)针对病原体的抗生素治疗:临床上除选用抗淋病奈瑟菌的药物外,同时应用抗衣原体感染的药物。对于单纯急性淋病奈瑟菌性子宫颈炎患者,常用药物有头孢菌素,如头孢曲松钠250 mg,单次肌内注射,或头孢克肟 400 mg,单次口服等;对沙眼衣原体所致子宫颈炎患者,治疗药物有四环素类,如多西环素100 mg,每天 2 次,连服 7 天。

#### 2.用药观察

注意观察药物的不良反应,若出现不良反应,立即停药并通知医师。

#### 3.用药注意事项

注意药物的半衰期及有效作用时间;注意药物的配伍禁忌;抗生素应现配现用。

#### 4.用药指导

若病原体为沙眼衣原体及淋病奈瑟菌,应对性伴侣进行相应的检查和治疗。

### (三)物理治疗及手术治疗的护理

#### 1.宫颈糜烂样改变

若为无症状的生理性柱状上皮异位,无须处理;对伴有分泌物增多、乳头状增生或接触性出血,可给予局部物理治疗,包括激光、冷冻、微波等,也可以给予中药作为物理治疗前、后的辅助治疗。

**2.慢性子宫颈黏膜炎**

针对病因给予治疗,若病原体不清,可试用物理治疗,方法同上。

**3.子宫颈息肉**

配合医师行息肉摘除术。

**4.子宫颈肥大**

一般无须治疗。

**(四)心理护理**

(1)加强疾病知识宣传,引导患者正确认识疾病,以及时就诊,接受规范治疗。

(2)向患者解释疾病与健康的问题,鼓励患者表达自己的想法。对病程长、迁延不愈的患者,给予关心和耐心解说,告知疾病的过程及防治措施;对病理检查发现宫颈上皮有异常增生的患者,告知其通过密切监测、坚持治疗,可阻断癌变途径,以缓解焦虑心理,增加治疗的信心。

(3)与家属沟通,让其多关心患者、支持患者,让患者坚持治疗,促进其康复。

## 四、健康指导

**(一)讲解疾病知识**

向患者讲解子宫颈炎的疾病知识,告知及时就诊和规范治疗的重要性。

**(二)个人卫生指导**

嘱患者保持外阴清洁,每天清洗外阴 2 次,养成良好的卫生习惯,尤其是经期、孕产期及产褥期卫生,避免感染发生。

**(三)随访指导**

告知患者物理治疗后有分泌物增多,甚至有多量水样排液,在术后 1～2 周脱痂时可有少量出血,是创面愈合的过程,不必应诊;如出血量多于月经量则需到医院就诊处理;在物理治疗后 2 个月内禁止性生活、盆浴和阴道冲洗;治疗后经过 2 个月经周期,于月经干净后 3～7 天来院复查,评价治疗效果,效果欠佳者可进行第二次治疗。

**(四)体检指导**

坚持每 1～2 年做 1 次体检,以及早发现异常,以及早治疗。

### 五、注意事项

(1)治疗前应常规做宫颈刮片行细胞学检查。

(2)在急性生殖器炎症期不做物理治疗。

(3)治疗时间应选在月经干净后3～7天内进行。

(4)物理治疗后可出现阴道分泌物增多,甚至有大量水样排液,在术后1～2周脱痂时可有少许出血。

(5)应告知患者,创面完全愈合时间为4～8周,期间禁盆浴、性交和阴道冲洗。

(6)物理治疗有引起术后出血、宫颈管狭窄、感染的可能,应定期复查,观察创面愈合情况直到痊愈,同时检查有无宫颈管狭窄。

# 第六节　盆腔炎性疾病

盆腔炎性疾病是指女性上生殖道的一组炎性疾病,主要包括子宫内膜炎、输卵管炎、输卵管卵巢脓肿、盆腔腹膜炎。最常见的是输卵管炎及输卵管卵巢脓肿。

女性生殖系统具有比较完善的自然防御功能,当自然防御功能遭到破坏,或机体免疫力降低、内分泌发生变化,或外源性病原体入侵而导致子宫内膜、输卵管、卵巢、盆腔腹膜、盆腔结缔组织发生炎症。感染严重时,可累及周围器官和组织,当病原体毒性强、数量多、患者抵抗力低时,常发生败血症及脓毒血症,若未得到及时治疗,可能发生盆腔炎性疾病后遗症。

### 一、护理评估

#### (一)健康史

(1)了解既往疾病史、用药史、月经史及药物过敏史。

(2)了解流产、分娩的时间、经过及处理方法。

(3)了解本次患病的起病时间、症状、疼痛性质、部位、有无全身症状。

#### (二)生理状况

1.症状

(1)轻者无症状或症状轻微不易被发现,常表现为持续性下腹痛,活动或性交后加重;发热、阴道分泌物增多等。

(2)重者可表现为寒战、高热、头痛、食欲减退;月经期发病者可表现为经量增多、经期延长;腹膜炎者出现消化道症状,如恶心、呕吐、腹胀等;若脓肿形成,可有下腹包块及局部刺激症状。

2.体征

(1)急性面容、体温升高、心率加快。

(2)下腹部压痛、反跳痛及肌紧张。

(3)检查见阴道充血;大量脓性臭味分泌物从宫颈口外流;穹隆有明显触痛;宫颈充血、水肿、举痛明显;子宫体增大、有压痛且活动受限;一侧或双侧附件增厚,有包块,压痛。

3.辅助检查

(1)实验室检查:宫颈黏液脓性分泌物,或阴道分泌物0.9%氯化钠溶液湿片中见到大量白细胞;红细胞沉降率升高;血C反应蛋白升高;宫颈分泌物培养或革兰染色涂片淋病奈瑟菌阳性或沙眼衣原体阳性。

(2)阴道超声检查:显示输卵管增粗、输卵管积液,伴或不伴有盆腔积液、输卵管卵巢肿块。

(3)腹腔镜检查:输卵管表面明显充血;输卵管壁水肿;输卵管伞端或浆膜面有脓性渗透物。

(4)子宫内膜活检证实子宫内膜炎。

### (三)高危因素

1.年龄

盆腔炎性疾病高发年龄为15～25岁。

2.性活动及性卫生

初次性交年龄小、有多个性伴侣、性交过频及性伴侣有性传播疾病;使用不洁的月经垫、经期性交等。

3.下生殖道感染

性传播疾病,如淋病奈瑟菌性宫颈炎、衣原体性宫颈炎及细菌性阴道病。

4.子宫腔内手术操作后感染

刮宫术、输卵管通液术、子宫输卵管造影术、宫腔镜检查、人工流产、放置宫内节育器等手术时,消毒不严格或术前适应证选择不当,导致感染。

5.邻近器官炎症直接蔓延

如阑尾炎、腹膜炎等蔓延至盆腔。

6.复发

盆腔炎性疾病再次发作。

### (四)心理-社会因素

1.对健康问题的感受

是否存在因无明显症状或症状轻,而不重视致延误治疗。

2.对疾病的反应

是否由于慢性疾病过程长,患者思想压力大而产生焦虑、烦躁情绪;若病情严重,则担心预后,患者往往有恐惧、无助感。

3.家庭、社会及经济状况

是否存在因炎症反复发作,严重影响妇女生殖健康甚至导致不孕,且增加家庭与社会经济负担。

## 二、护理诊断

### (一)疼痛

其与感染症状有关。

### (二)体温过高

其与盆腔急性炎症有关。

### (三)睡眠形态紊乱

其与疼痛或心理障碍有关。

### (四)焦虑

其与病程长、治疗效果不明显或不孕有关。

### (五)知识缺乏

其与缺乏经期卫生知识有关。

## 三、护理措施

### (一)症状护理

1.密切观察

分泌物增多,观察阴道分泌物颜色、性状、气味及量,选择合适的药液进行阴道冲洗。在不清楚阴道炎的种类时,不可滥用冲洗液,指导患者勤换会阴垫及内裤,保持外阴清洁干燥。

2.支持疗法

卧床休息,取半卧位,有利于脓液积聚于直肠子宫陷凹处,使炎症局限;给高热量、高蛋白、高维生素饮食或半流质饮食,以及时补充丢失的液体;对出现高热的患者,采取物理降温,出汗时及时更衣,保持身体清洁舒服;若患者腹胀严重,应行胃肠减压。

3.症状观察

密切监测生命体征,测体温、脉搏、呼吸、血压,每 4 小时 1 次;物理降温后30 分钟测体温,以观察降温效果。若患者突然出现腹痛加剧及出现寒战、高热、恶心、呕吐、腹胀,应立即报告医师,同时做好剖腹探查的准备。

**(二)用药护理**

1.门诊治疗

指导患者遵医嘱用药,了解用药方案并告知注意事项。常用方案:头孢西丁钠 2 g,单次肌内注射,同时口服丙磺舒 1 g,然后改为多西环素 100 mg,每天2 次,连服 14 天,可同时加服甲硝唑 400 mg,每天 2～3 次,连服 14 天;或选用其他第三代头孢菌素与多西环素、甲硝唑合用。

2.住院治疗

严格遵医嘱用药,了解用药方案并密切观察用药反应。

(1)头孢霉素类或头孢菌素类药物:头孢西丁钠 2 g,静脉滴注,每 6 小时 1 次。头孢替坦二钠 2 g,静脉滴注,每 12 小时 1 次。加多西环素 100 mg,每 12 小时 1 次,静脉输注或口服。对不能耐受多西环素者,可用阿奇霉素替代,每次 500 mg,每天1 次,连用 3 天。对输卵管卵巢脓肿患者,可加用克林霉素或甲硝唑。

(2)克林霉素与氨基糖苷类药物联合方案:克林霉素 900 mg,每 8 小时 1 次,静脉滴注;庆大霉素先给予负荷量(2 mg/kg),然后给予维持量(1.5 mg/kg),每8 小时 1 次,静脉滴注;临床症状、体征改善后继续静脉应用 24～48 小时,克林霉素改口服,每次 450 mg,1 天 4 次,连用 14 天;或多西环素 100 mg,每 12 小时1 次,连续用药 14 天。

3.观察药物疗效

若用药后 48～72 小时体温持续不降,患者症状加重,应及时报告医师处理。

4.中药治疗

主要为活血化瘀、清热解毒药物。可遵医嘱指导服中药或用中药外敷腹部,若需进行中药保留灌肠,按保留灌肠操作规程完成。

### (三)手术护理

**1.药物治疗无效**

经药物治疗48~72小时体温持续不降,患者中毒症状加重或包块增大者。

**2.脓肿持续存在**

经药物治疗病情好转,继续控制炎症数天(2~3周),包块仍未消失但已局限化。

**3.脓肿破裂**

突然腹痛加剧及出现寒战、高热、恶心、呕吐、腹胀,检查腹部拒按或有中毒性休克表现。

### (四)心理护理

(1)关心患者,倾听患者诉说,鼓励患者表达内心感受,通过与患者进行交流,建立良好的护患关系,尽可能满足患者的合理需求。

(2)加强疾病知识宣传,解除患者思想顾虑,增加其对治疗的信心。

(3)与家属沟通,指导家属关心患者,与患者及家属共同探讨适合个人的治疗方案,取得家人的理解和帮助,减轻患者心理压力。

## 四、健康指导

### (一)讲解疾病知识

向患者讲解盆腔炎性疾病的疾病知识,告知及时就诊和规范治疗的重要性。

### (二)个人卫生指导

保持会阴清洁,做好经期、孕期及产褥期的卫生宣传。

### (三)性生活指导及性伴侣治疗

注意性生活卫生,月经期禁止性交。

### (四)饮食生活指导

给予高热量、高蛋白、高维生素饮食,增加营养,积极锻炼身体,注意劳逸结合,不断提高机体抵抗力。

### (五)随访指导

对于抗生素治疗的患者,应在72小时内随诊,明确有无体温下降、反跳痛减轻等临床症状改善。若无改善,需做进一步检查。对沙眼衣原体及淋病奈瑟菌感染者,可在治疗后4~6周复查病原体。

### 五、注意事项

#### (一)倾听患者主诉

应仔细倾听患者主诉,全面了解患者疾病史,认真阅读治疗方案,制订相应的护理计划,配合完成相应治疗和处理。

#### (二)预防宣传

(1)注意性生活卫生,减少性传播疾病。

(2)及时治疗下生殖道感染。

(3)进行公共卫生教育,提高公民对生殖道感染的认识,明白预防感染的重要性。

(4)严格掌握妇科手术指征,做好术前准备,严格无菌操作,预防感染。

(5)及时治疗盆腔炎性疾病,防止后遗症发生。

# 第七节　子宫内膜异位症

子宫内膜异位症是指具有生长功能的子宫内膜生长在子宫腔内壁以外引起的症状和体征。异位的子宫内膜绝大多数局限在盆腔内的生殖器官和邻近器官的腹膜面,故临床上称为盆腔子宫内膜异位症。当子宫内膜生长在子宫肌层内称子宫腺肌病,部分患者两者可合并存在。

子宫内膜异位症的发病率近年来明显增高,是目前常见的妇科病之一。多见于 30~40 岁的妇女。本病为良性病变,但有远距离转移和种植能力。初潮前无发病者,绝经后异位的子宫内膜组织可逐渐萎缩吸收,妊娠或使用性激素抑制卵巢功能可暂时阻止本病的发展,因此,子宫内膜的发病与卵巢的周期性变化有关。也可发生周期性出血,引起周围组织纤维化、粘连,病变局部形成紫蓝色硬结或包块。卵巢的子宫内膜异位症最为常见,卵巢内的异位内膜因反复出血而形成多个囊肿,但以单个多见,故又称为卵巢子宫内膜异位囊肿。囊肿内含暗褐色黏稠的陈旧血,状似巧克力液体,故又称为卵巢巧克力囊肿。

### 一、护理评估

#### (一)病史

##### 1.月经史

初潮年龄,月经周期、经期、经量是否正常,有无痛经或其他伴随症状。痛经的性质,是否为进行性加重。

2.婚育史

结婚年龄,婚次,夫妻性生活情况,有无经期性交,生育情况,足月产、早产、流产次数,现有子女数等。

3.既往病史

有无先天性生殖道畸形、子宫手术或经期盆腔检查等情况。

### (二)身心状态

1.身体状态

(1)痛经:痛经是子宫内膜异位症的典型症状,其特点为继发性和进行性加重。疼痛多位于下腹部和腰骶部,可放射至阴道、会阴、肛门或大腿,常于月经来潮前1～2天开始,经期第1天最为剧烈,以后逐渐减轻,至月经干净时消失。

(2)月经失调:部分患者有经量增多和经期延长,少数出现经前期点滴出血。月经失调可能与卵巢无排卵、黄体功能不足等有关。

(3)性交痛:由于异位的内膜出现在子宫直肠陷凹处或病变导致子宫后倾固定,性交时子宫颈受到碰撞及子宫收缩和向上提升,可引起疼痛。

(4)不孕:占40%左右,其不孕的原因可能与盆腔内器官和组织广泛粘连和输卵管的蠕动减弱,影响卵子的排出、摄取和受精卵的运行有关。

2.心理状态

由于疼痛、不孕造成患者顾虑重重、心理压力大,需要手术的患者会有紧张、恐惧等心理问题。

### (三)诊断性检查

1.妇科检查

典型者子宫后倾固定,盆腔检查可扪及盆腔内有触痛性结节或子宫旁有不活动的囊性包块。

2.辅助检查

(1)B超检查:可确定卵巢子宫内膜异位囊肿的位置、大小和形状。

(2)腹腔镜检查:可发现盆腔内器官或子宫直肠陷凹、子宫骶骨韧带等处有紫蓝色结节。

## 二、护理诊断

### (一)焦虑

其与不孕和需要手术有关。

## (二)知识缺乏

其与缺乏自我照顾及与手术相关的知识有关。

## (三)舒适改变

其与痛经及手术后伤口有关。

### 三、护理目标

(1)患者能正确认识疾病的性质及发生原因,解除紧张、恐惧的心理,坚定治疗信心。

(2)患者自觉疼痛症状缓解。

### 四、护理措施

(1)心理护理:许多年轻患者因顽固的痛经、不孕等情况而焦虑。护理人员应多关心和理解患者,说明该病只要坚持用药或采取必要的手术便可改善症状,鼓励患者树立信心,积极配合治疗。对尚未生育的患者应给予指导和帮助,促使其尽早受孕。

(2)做好卫生宣传教育工作,防止经血逆流,如有先天性生殖道畸形或后天性炎性阴道狭窄、宫颈粘连等应及时手术。凡进入宫腔内的经腹手术,应保护腹壁切口和子宫切口,防止子宫内膜种植到腹壁切口或子宫切口。经期应避免盆腔检查和性交。

(3)使用激素治疗的患者,应介绍服药的注意事项及用后可能出现的反应(恶心、食欲缺乏、闭经、乏力或体重增加等),使其解除思想顾虑,提高治疗效果。

(4)用药期间注意有无卵巢子宫内膜异位囊肿破裂的征象,如出现急性腹痛,应及时通知医师,并做好剖腹探查的各项准备。

(5)对需要手术者,应按腹部手术做好术前准备和术后护理。

(6)出院健康教育,加强患者对病程及治疗的认识,指导伤口处理和康复教育,术后6周避免盆浴和性生活,6周后来院复查。

### 五、评价

(1)患者无焦虑的表现并对治疗充满信心。

(2)患者能按时服药并了解药物的反应。

(3)自觉症状缓解和消失。

# 第八节 子宫腺肌病

子宫腺肌病是指当子宫内膜腺体和间质侵入子宫肌层时,形成弥漫或局限性的病变,是妇科常见病。多发生于30～50岁经产妇;约15%的患者同时合并子宫内膜异位症;约50%的患者合并子宫肌瘤;临床病理切片检查,发现患者中有10%～47%子宫肌层中有子宫内膜组织,但35%无临床症状。

多次妊娠及分娩、人工流产、慢性子宫内膜炎等造成子宫内膜基底层损伤,子宫内膜自基底层侵入子宫肌层内生长,可能是主要原因。此外,由于内膜基底层缺乏黏膜下层的保护,在解剖结构上子宫内膜易于侵入肌层。腺肌病常合并子宫肌瘤和子宫内膜增生,提示高水平雌、孕激素刺激也可能是促进内膜向肌层生长的原因之一。

应视患者症状、年龄、生育要求而定。药物治疗适用于症状较轻、有生育要求和接近绝经期的患者;年轻或希望生育的子宫腺肌瘤患者,可试行病灶挖除术;症状严重、无生育要求或药物治疗无效者,应行全子宫切除术。

## 一、护理评估

### (一)健康史

了解患者年龄、婚姻、月经史、婚育史、生育史、出现典型症状的情况及对患者身心的影响,了解患者既往患病史。子宫腺肌病多发生于生育年龄的经产妇,常合并子宫内膜异位症和子宫肌瘤,有多次妊娠及分娩或过度刮宫史。生殖道阻塞,如单角子宫、宫颈阴道不通畅患者等常同时合并腺肌病。

### (二)生理状况

1.症状

询问患者是否有经量过多、经期延长和逐渐加重的进行性痛经。

2.体征

妇科检查时子宫均匀性增大或局限性隆起、质硬且有压痛。

3.辅助检查

阴道B超提示子宫增大,肌层中不规则回声增强;盆腔MRI可协助诊断;宫腔镜下取子宫肌层活检,可确诊。

### (三)高危因素

**1.年龄**

40 岁以上的经产妇。

**2.子宫损伤**

多次妊娠、人工流产、慢性子宫内膜炎等造成子宫内膜基底层损伤。

**3.先天不足**

生殖道阻塞,如单角子宫、宫颈阴道不通、有子宫无阴道的先天畸形等。

**4.卵巢功能失调**

高水平雌、孕激素刺激者,如子宫肌瘤、子宫内膜增生患者。

### (四)心理-社会因素

了解患者对疾病的认知,是否存在焦虑、恐惧等表现;了解患者家庭关系,是否因不孕或继发不孕影响夫妻、家庭关系;了解患者的经济水平等。

## 二、护理诊断

### (一)焦虑

其与月经改变和痛经有关。

### (二)知识缺乏

其与缺乏自我照顾及与手术相关的知识有关。

### (三)舒适改变

其与痛经有关。

## 三、护理目标

(1)患者能正确认识疾病的性质及发生原因,解除紧张、恐惧的心理,坚定治疗信心。

(2)患者自觉疼痛症状缓解。

## 四、护理措施

### (一)症状护理

**1.月经改变**

经量增多者,指导患者使用透气棉质卫生巾,保留卫生巾称重,以评估月经量;经期延长者,早晚用温开水清洗外阴各 1 次,以防逆行感染。若合并贫血,需指导患者遵医嘱服用药物,观察贫血的改善情况。

2.痛经

询问患者疼痛部位、性质、疼痛开始时间及持续时间。疼痛轻者,指导患者腹部热敷、卧床休息;疼痛重者,遵医嘱给予前列腺素合成酶抑制剂。

**(二)用药护理**

1.口服避孕药

其适用于轻度子宫内膜异位症患者,常用低剂量高效孕激素和炔雌醇复合制剂,用法为每天 1 片,连续用 6～9 个月,护士需观察药物疗效,观察有无恶心、呕吐等不良反应。

2.促性腺激素释放激素激动剂

常用药物:亮丙瑞林 3.75 mg,月经第 1 天皮下注射后,每隔 28 天注射 1 次,共 3～6 次。需观察有无潮热、阴道干燥、性欲减退和骨质丢失等不良反应,停药后可消失。连续用药 3 个月以上者,需添加小剂量雌激素和孕激素,以防止骨质丢失。

3.左炔诺孕酮宫内节育器

治疗初期部分患者会出现淋漓出血、下移甚至脱落等,需加强随访。

**(三)手术护理**

1.保守手术

后再如小病灶挖除术或子宫肌壁楔形切除术,可明显减轻症状并增加妊娠概率。指导其术后 6 个月再受孕。

2.子宫切除术

年轻或未绝的患者可保留卵巢;绝经后或合并严重子宫内膜异位症者,可行双卵巢切除术。

**(四)心理护理**

(1)痛经、月经改变及贫血影响生活质量时,患者常焦虑烦躁,向患者说明月经时轻度疼痛不适是生理反应,给予舒缓的音乐、舒适的环境,保证足够的休息和睡眠,患者及家属、护士共同制订规律而适度的锻炼计划,家属督促患者适度锻炼,可缓解患者的心理压力。

(2)手术患者担心预后和性生活,向患者说明子宫切除术后症状可基本消失,生活质量会得到改善。此外,子宫是月经来潮和孕育胎儿的器官,切除子宫不会男性化,增加对治疗的信心。

### (五)健康指导

(1)指导患者随访:手术患者出院后 3 个月到门诊复查,了解术后康复情况。

(2)保守手术和子宫切除患者,术后休息 1～3 个月,3 个月之内避免性生活及阴道冲洗,避免提举重物,防止正在愈合的腹部肌肉用力,并应逐渐加强腹部肌肉的力量。未经医护人员许可,避免从事可增加盆腔充血的活动,如跳舞、久站等。

(3)有生殖道阻塞疾病时,嘱患者积极治疗,实施整形手术。

(4)对实施保守手术治疗的患者,指导其术后 6 个月受孕。

(5)注意高危因素与妇科疾病的相关性,定期做好妇科病普查。

### 五、评估

(1)医务人员避免过度刮宫,减少内膜碎片进入肌层的机会。

(2)药物治疗过程中如出现严重的绝经期症状,可酌情进行药物治疗以提高雌激素水平,降低相关血管症状和骨质疏松的发生,也可提高患者的顺应性。

# 第九节　子宫肌瘤

子宫肌瘤是女性生殖器官中最常见的一种良性肿瘤。主要由子宫平滑肌组织增生而成,其间还有少量的纤维结缔组织。多见于 30～50 岁女性。由于肌瘤生长速度慢,对机体影响不大。所以,子宫肌瘤的临床报道发病率远比真实的要低。

### 一、病因

确切病因仍不清楚。子宫肌瘤好发于生育年龄女性,而且绝经后肌瘤停止生长,甚至萎缩、消失。发生子宫肌瘤的女性常伴发子宫内膜的增生。所以,绝大多数的人认为子宫肌瘤的发生与女性激素有关,特别是雌激素。雌激素可以使子宫内膜增生,使子宫肌纤维增生、肥大,肌层变厚,子宫增大,而且肌瘤组织经过检验,其中雌激素受体和雌二醇的含量比正常子宫肌组织高。所以,目前认为子宫肌瘤与长期和大量的雌激素刺激有关。

## 二、病理

### (一)巨检

肌瘤为实质性球形结节,表面光滑,与周围肌组织有明显界限。外无包膜,但是肌瘤周围的肌层受压可形成假包膜。肌瘤切开后,切面呈漩涡状结构,颜色和质地与肌瘤成分有关,若含平滑肌较多,则肌瘤质地较软、颜色略红;若纤维结缔组织多,则质地较硬、颜色发白。

### (二)镜检

肌瘤由皱纹状排列的平滑肌纤维相互交叉组成,切面呈漩涡状,其间有不等量的纤维结缔组织。细胞大小均匀,呈卵圆形或杆状,核染色质较深。

## 三、分类

### (一)按肌瘤生长部位分类

子宫体肌瘤(90%)与子宫颈肌瘤(10%)。

### (二)按肌瘤生长方向与子宫肌壁的关系分类

1.肌壁间肌瘤

肌壁间肌瘤最多见,占总数的60%~70%。肌瘤全部位于肌层内,四周均被肌层包围。

2.浆膜下肌瘤

浆膜下肌瘤占总数的20%。肌瘤向子宫浆膜面生长,突起于子宫表面,外面仅有一层浆膜包裹。这种肌瘤还可以继续向浆膜面生长,仅留一细蒂与子宫相连,成为带蒂的浆膜下肌瘤,活动度大。蒂内有供应肌瘤生长的血管,若因供血不足,肌瘤易变性、坏死;若发生蒂扭转,可出现急腹痛。若因扭转而造成断裂,肌瘤脱落至腹腔或盆腔,可形成游离性肌瘤。有些浆膜下肌瘤生长在宫体侧壁,突入阔韧带,形成阔韧带肌瘤。

3.黏膜下肌瘤

黏膜下肌瘤占总数的10%~15%。肌瘤向宫腔内生长,并突出于宫腔,仅由黏膜层覆盖,称黏膜下肌瘤。黏膜下肌瘤使宫腔变形、增大,易形成蒂。在宫腔内就好像异物一样,可刺激子宫收缩,在宫缩的作用下,黏膜下肌瘤可被挤压出宫颈口外,或堵于宫颈口处,或脱垂于阴道。

各种类型的肌瘤可发生在同一子宫,称为多发性子宫肌瘤(图6-2)。

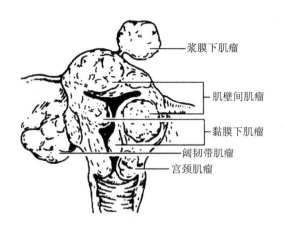

浆膜下肌瘤

肌壁间肌瘤

黏膜下肌瘤

阔韧带肌瘤

宫颈肌瘤

图 6-2　各型子宫肌瘤示意图

### 四、临床表现

#### (一)症状

多数患者无明显症状,只是偶尔在进行盆腔检查时发现。肌瘤临床表现的出现与肌瘤的部位、生长速度及是否发生变性有关,而与其数量及大小关系不大。

**1.月经改变**

月经改变为最常见的症状。主要表现为月经周期缩短、经期延长、经量过多、不规则阴道出血。其中以黏膜下肌瘤最常见,其次是肌壁间肌瘤。浆膜下肌瘤及小的肌壁间肌瘤对月经影响不明显。若肌瘤发生坏死、溃疡、感染,则可出现持续或不规则阴道流血或脓血性白带。

**2.腹部包块**

腹部包块常为患者就诊的主诉。当肌瘤增大超过妊娠 3 个月子宫大小时,可在下腹部扪及肿块,质硬,无压痛,清晨膀胱充盈将子宫推向上方时更加清楚。

**3.白带增多**

子宫肌瘤使宫腔面积增大,内膜腺体分泌增多,加之盆腔充血,致使患者白带增多。若为黏膜下肌瘤脱垂于阴道,则表面易感染、坏死,产生大量脓血性液体及腐肉样组织,伴臭味。

**4.腰酸、腹痛、下腹坠胀**

患者常有腰酸或下腹坠胀,经期症状加重。通常无腹痛,只是在发生一些意外情况时才会出现,如浆膜下肌瘤蒂扭转时,可出现急性腹痛;妊娠期肌瘤发生红色变性时,可出现腹痛剧烈伴发热、恶心;黏膜下肌瘤被挤出宫腔时,可因宫缩引起痉挛性疼痛。

### 5.压迫症状

大的子宫肌瘤使子宫体积增大,可对周围的组织器官产生一定的压迫症状。如前壁肌瘤压迫膀胱可出现尿频、尿急;宫颈肌瘤可引起排尿困难、尿潴留;后壁肌瘤可压迫直肠引起便秘、里急后重;较大的阔韧带肌瘤压迫输尿管可致肾盂积水。

### 6.不孕或流产

肌瘤压迫输卵管使其扭曲管腔不通,或使宫腔变形,影响受精或受精卵着床,导致不孕、流产。

### 7.继发性贫血

长期月经过多、不规则出血,部分患者可出现继发性贫血,严重时全身乏力、面色苍白、气短、心悸。

### (二)体征

肌瘤较大时,可在腹部触及质硬、表面不规则、结节状物质。妇科检查时,肌壁间肌瘤子宫增大,表面不规则,有单个或多个结节状突起。浆膜下肌瘤外面仅包裹一层浆膜,所以质地坚硬,呈球形块状物,与子宫有细蒂相连,可活动;黏膜下肌瘤突出于宫腔,像孕卵一样,所以整个子宫均匀增大,有时宫口扩张,肌瘤位于宫口内或脱出于阴道,呈红色、实质、表面光滑,若感染则表面有渗出液覆盖或溃疡形成,排液有臭味。

## 五、治疗原则

根据患者的年龄、症状、有无生育要求及肌瘤的大小等情况综合考虑。

### (一)随访观察

若肌瘤小(子宫小于孕 2 月)且无症状,通常不需治疗,尤其近绝经年龄患者,雌激素水平低落,肌瘤可自然萎缩或消失,每 3~6 个月随访 1 次;随访期间若发现肌瘤增大或症状明显时,再考虑进一步治疗。

### (二)药物治疗(保守治疗)

肌瘤在 2 个月妊娠子宫大小以内,症状不明显或较轻,近绝经年龄及全身情况不能手术者,均可给予药物对症治疗。

### 1.雄性激素

雄性激素常用药物有丙酸睾酮。可对抗雌激素,使子宫内膜萎缩,直接作用于平滑肌,使其收缩而减少出血,并使近绝经期的患者提早绝经。

2.促性腺激素释放激素类似物

促性腺激素释放激素类似物常用药物有亮丙瑞林或戈舍瑞林。可抑制垂体及卵巢的功能,降低雌激素水平,使肌瘤缩小或消失。适用于肌瘤较小、经量增多或周期缩短、围绝经期患者。不宜长期使用,以免因雌激素缺乏导致骨质疏松。

3.其他药物

常用药物有米非司酮。作为术前用药或提前绝经使用。但不宜长期使用,以防其拮抗糖皮质激素的不良反应。

### (三)手术治疗

手术治疗为子宫肌瘤的主要治疗方法。若肌瘤≥2.5 个月妊娠子宫大小或症状明显出现贫血者,应手术治疗。

1.肌瘤切除术

肌瘤切除术适用于年轻要求保留生育功能的患者,可经腹或腹腔镜切除肌瘤,突出宫内或脱出于阴道内的带蒂的黏膜下肌瘤也可经阴道或经宫腔镜下摘除。

2.子宫切除术

肌瘤较大且多发,症状明显,年龄较大,无生育要求或已有恶变者可行子宫全切。50 岁以下且卵巢外观正常者,可保留卵巢。

## 六、护理评估

### (一)健康史

了解患者一般情况,评估月经史、婚育史,是否有不孕、流产史;询问有无长期使用雌激素类药物。如果接受过治疗,还应了解治疗的方法及所用药物的名称、剂量、用法及用药后的反应等。

### (二)身体状况

1.症状

了解有无月经异常、腹部肿块、白带增多或贫血、腹痛等临床表现,了解出现症状的时间及具体表现。

2.体征

了解妇科检查结果,子宫是否均匀或不规则增大、变硬,阴道有无子宫肌瘤脱出等情况。了解 B 超检查所示结果中肌瘤的大小、个数及部位等。

### (三)心理社会状况

患者及家属对子宫肌瘤缺乏认识,担心肿瘤为恶性,对治疗方案的选择犹豫不决,对需要手术治疗而焦虑不安,担心手术切除子宫可能会影响其女性特征,影响夫妻生活。

## 七、护理诊断

(1)营养失调,低于机体需要量:与月经改变、长期出血导致贫血有关。

(2)知识缺乏:缺乏子宫肌瘤疾病发生、发展、治疗及护理知识。

(3)焦虑:与月经异常,影响正常生活有关。

(4)自我形象紊乱:与手术切除子宫有关。

## 八、护理目标

(1)患者获得子宫肌瘤及其健康保健知识。

(2)患者贫血得到纠正,营养状况改善。

(3)患者出院时,不适症状缓解。

## 九、护理措施

### (一)心理护理

评估患者对疾病的认知程度,尊重患者,耐心解答患者提出的问题,告知患者和家属子宫肌瘤是妇科最常见的良性肿瘤,手术或药物治疗都不会影响今后日常生活和工作,让患者消除顾虑,纠正错误认识,配合治疗。

### (二)缓解症状

对出血多需住院的患者,护士应严密观察并记录其生命体征变化情况,协助医师完成血常规及凝血功能检查、备血、核对血型、交叉配血等。注意收集会阴垫,评估出血量。按医嘱给予止血药和子宫收缩药,必要时输血、补液、抗感染或刮宫止血。巨大子宫肌瘤者常出现局部压迫症状,如排尿不畅者应予以导尿;便秘者可用缓泻剂缓解不适症状。带蒂的浆膜下肌瘤发生扭转或肌瘤红色变性时应评估腹痛的程度、部位、性质,有无恶心、呕吐、体温升高征象。需剖腹探查时,护士应迅速做好急诊手术前准备和术中、术后护理。保持患者的外阴清洁干燥,如黏膜下肌瘤脱出宫颈口者,应保持其局部清洁,预防感染,为经阴道摘取肌瘤者做好术前准备。

## (三)手术护理

经腹或腹腔镜下行肌瘤切除或子宫切除术的患者按腹部手术患者的一般护理,并要特别注意观察术后阴道流血情况。经阴道黏膜下肌瘤摘除术常在蒂部留置止血钳 24～48 小时,取出止血钳后需继续观察阴道流血情况,按阴道手术患者进行护理。

## (四)健康教育

### 1.保守治疗的患者

需定期随访,护士要告知患者随访的目的、意义和随访时间。应 3～6 个月定期复查,期间监测肌瘤生长状况、了解患者症状的变化,如有异常及时和医师联系,修正治疗方案。对应用激素治疗的患者,护士要向患者讲解用药的相关知识,使患者了解药物的治疗作用、使用剂量、服用时间、方法、不良反应及应对措施,避免擅自停药和服药过量引起撤退性出血和男性化。

### 2.手术后的患者

出院后 1 个月门诊复查,了解患者术后康复情况,并给予术后性生活、自我保健、日常工作恢复等健康指导。任何时候出现不适或异常症状,需及时随诊。

## 十、结果评价

(1)患者能叙述子宫肌瘤保守治疗的注意事项或术后自我护理措施。

(2)患者面色红润,无疲倦感。

(3)患者出院时,能列举康复期随访时间及注意问题。

# 第十节　子宫颈癌

子宫颈癌是除乳腺癌以外最常见的妇科恶性肿瘤。虽然它的发病率很高,但是宫颈癌有较长的癌前病变阶段,加上近年来国内外已经普遍开展宫颈细胞防癌普查,使宫颈癌和癌前病变得以早期诊断和早期治疗,宫颈癌的发病率和死亡率也随之不断下降。

## 一、分类及病理

宫颈癌的好发部位是位于宫颈外口处的鳞-柱上皮交界区。根据发生癌变的组织不同,宫颈癌可分为:鳞状细胞浸润癌,占宫颈癌的 80%~85%;腺癌,占宫颈癌的 15%~20%;鳞腺癌,由鳞癌和腺癌混合构成,占宫颈癌的 3%~5%,少见,但恶性度最高,预后最差。

本节原位癌、浸润癌指的都是鳞癌。鳞癌与腺癌在外观上并无特殊差别,因为鳞状细胞与柱状细胞都可侵入对方领域,所以,两者均可发生在宫颈阴道部或宫颈管内。

### (一)巨检

在发展为浸润癌以前,鳞癌肉眼观察无特殊异常,类似一般的宫颈糜烂(主要是环绕宫颈外口有较粗糙的颗粒状糜烂区,或有不规则的溃破面,触之易出血),随着浸润癌的出现,子宫颈可以表现为以下 4 种不同类型(图 6-3)。

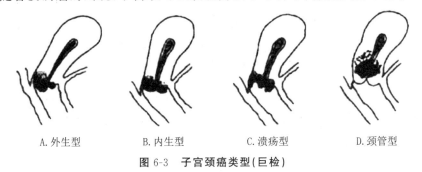

A.外生型　　　B.内生型　　　C.溃疡型　　　D.颈管型

图 6-3　子宫颈癌类型(巨检)

**1.外生型**

外生型又称增生型或菜花型,癌组织开始向外生长,最初呈息肉样或乳头状隆起,继而又发展为向阴道内突出的大小不等的菜花状赘生物,质地脆,易出血。

**2.内生型**

内生型又称浸润型,癌组织向宫颈深部组织浸润,宫颈变得肥大而硬,甚至整个宫颈段膨大像直筒一样。但宫颈表面比较光滑或是仅有浅表溃疡。

**3.溃疡型**

不论外生型还是内生型,当癌进一步发展时,肿瘤组织发生坏死、脱落,可形成凹陷性溃疡,有时整个子宫颈都为空洞所代替,形如火山口样。

**4.颈管型**

癌灶发生在宫颈外口内,隐蔽在宫颈管,侵入宫颈、子宫峡部供血层,以及转移到盆壁的淋巴结。不同于内生型,后者是由特殊的浸润性生长扩散到宫颈管。

### (二)显微镜检

#### 1.宫颈上皮内瘤变

在移行带区形成过程中,未分化的化生鳞状上皮代谢活跃,在一些物质(精子、精液组蛋白、人乳头瘤病毒等)的刺激下,可发生细胞分化不良、排列紊乱,细胞核异常、有丝分裂增加,形成宫颈上皮内瘤变,包括宫颈不典型增生和宫颈原位癌。这两种病变是子宫颈癌的癌前病变。

通过显微镜下的观察,宫颈癌的进展可分为以下几个阶段(图 6-4)。

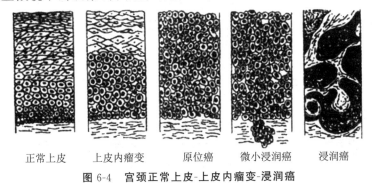

| 正常上皮 | 上皮内瘤变 | 原位癌 | 微小浸润癌 | 浸润癌 |

图 6-4　宫颈正常上皮-上皮内瘤变-浸润癌

(1)宫颈不典型增生:指上皮底层细胞增生活跃、分化不良,从正常的1~2层增生至多层,甚至占据了大部分上皮组织,而且细胞排列紊乱,细胞核增大、染色加深、染色质分布不均,出现很多核异质改变,称为不典型增生。又可分为轻、中、重 3 种不同程度。重度时与原位癌不易区别。

(2)宫颈原位癌:鳞状上皮全层发生癌变,但是基膜仍然保持完整,称原位癌。不典型增生和原位癌均局限于上皮内,所以合称宫颈上皮内瘤变。

#### 2.宫颈早期浸润癌

原位癌继续发展,已有癌细胞穿过鳞状上皮基底层进入间质,但浸润不深(<5 mm),并未侵犯血管及淋巴管,癌灶之间孤立,未出现融合。

#### 3.子宫颈癌

癌继续发展,浸润深度>5 mm,且侵犯血管及淋巴管,癌灶之间呈网状或团块状融合。

### 二、转移途径

以直接蔓延和淋巴转移为主,血行转移极少见。

### (一)直接蔓延

直接蔓延最常见。癌组织直接侵犯邻近组织和器官,向下蔓延至阴道壁。

向上累及到子宫腔;向两侧扩散至主韧带、阴道旁组织直至骨盆壁;向前、后可侵犯膀胱、直肠、盆壁等。

### (二)淋巴转移

癌组织局部浸润后侵入淋巴管形成瘤栓,随淋巴液引流进入局部淋巴结,在淋巴管内扩散。淋巴转移一级组包括宫旁、宫颈旁、闭孔、髂内、髂外、髂总、骶前淋巴结;二级组包括腹股沟深浅淋巴结、腹主动脉旁淋巴结。

### (三)血行转移

血行转移极少见,晚期可转移至肺、肝或骨骼等。

### 三、临床分期

采用国际妇产科联盟(FIGO,2000年)修订的宫颈癌临床分期,大体分为5期(表6-2,图6-5)。

表 6-2　子宫颈癌的临床分期(FIGO,2000年)

| 期别 | 肿瘤累及范围 |
|---|---|
| 0 期 | 原位癌(浸润前癌) |
| Ⅰ 期 | 癌灶局限于宫颈(包括累及宫体) |
| 　Ⅰ$_a$期 | 肉眼未见癌灶,仅在显微镜下可见浸润癌 |
| 　　Ⅰ$_{a1}$期 | 间质浸润深度≤3 mm,宽度≤7 mm |
| 　　Ⅰ$_{a2}$期 | 间质浸润深度>3 至≤5 mm,宽度≤7 mm |
| 　Ⅰ$_b$期 | 肉眼可见癌灶局限于宫颈,或显微镜下可见病变>Ⅰ$_{a2}$期 |
| 　　Ⅰ$_{b1}$期 | 肉眼可见癌灶最大直径≤4 cm |
| 　　Ⅰ$_{b2}$期 | 肉眼可见癌灶最大直径>4 cm |
| Ⅱ 期 | 癌灶已超出宫颈,但未达盆壁。癌累及阴道,但未达阴道下 1/3 |
| 　Ⅱ$_a$期 | 无宫旁浸润 |
| 　Ⅱ$_b$期 | 有宫旁浸润 |
| Ⅲ 期 | 肿瘤扩散至盆壁和/或累及阴道下 1/3,导致肾盂积水或无功能肾 |
| 　Ⅲ$_a$期 | 癌累及阴道下 1/3,但未达盆壁 |
| 　Ⅲ$_b$期 | 癌已达盆壁,或有肾盂积水或无功能肾 |
| Ⅳ 期 | 癌播散超出真骨盆,或癌浸润膀胱黏膜及直肠黏膜 |
| 　Ⅳ$_a$期 | 癌播散超出真骨盆或癌浸润膀胱黏膜或直肠黏膜 |
| 　Ⅳ$_b$期 | 远处转移 |

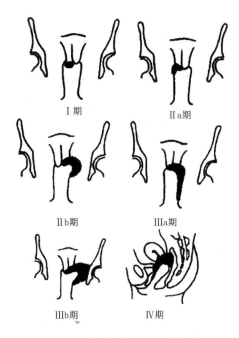

Ⅰ期　　　　　　 Ⅱa期

Ⅱb期　　　　　　Ⅲa期

Ⅲb期　　　　　　Ⅳ期

图 6-5　子宫颈癌临床分期示意图

## 四、临床表现

### (一)症状

早期,可无症状;随着癌细胞的进展,可出现以下表现。

**1.阴道流血**

阴道流血由癌灶浸润间质内血管所致,出血量根据病灶大小、受累间质内血管的情况而定。年轻患者常表现为接触性出血,即性生活后或妇科检查后少量出血。也有表现为经期延长、周期缩短、经量增多等。年老患者常表现为绝经后不规则阴道流血。

一般外生型癌出血较早,量多;内生型癌出血较晚,量少。一旦侵犯较大血管可引起致命大出血。

**2.阴道排液**

阴道排液一般发生在阴道出血之后,呈白色或血性,稀薄如水样或米泔样。初期量不多、有腥臭;晚期癌组织坏死、破溃,继发感染则出现大量脓性或米汤样恶臭白带。

**3.疼痛**

疼痛为癌晚期症状。当宫旁组织明显浸润,并已累及盆壁、神经,可引起严重的腰骶部或坐骨神经痛。盆腔病变严重时,可以导致下肢静脉回流受阻,引起下肢肿胀和疼痛。

4.其他

(1)邻近器官受累症状。①压迫或侵犯膀胱、尿道及输尿管:排尿困难、尿痛、尿频、血尿、尿闭、膀胱阴道瘘、肾盂积水、尿毒症等。②累及直肠:里急后重、便血、排便困难、便秘或肠梗阻、直肠阴道瘘。③宫旁组织受侵:组织增厚、变硬、弹性消失,可直达盆壁,子宫固定不动,可形成"冰冻盆腔"。

(2)恶病质:晚期癌症,长期消耗,出现身心交瘁、贫血、低热、消瘦、虚弱等全身衰竭表现。

### (二)体征

早期宫颈癌局部无明显病灶,宫颈光滑或轻度糜烂,与一般宫颈炎肉眼难以区别。随着病变的发展,类型不同,体征也不同。外生型宫颈上有赘生物呈菜花状、乳头状,质脆易出血。内生型宫颈肥大、质硬,如桶状,表面可光滑。晚期癌组织坏死、脱落可形成溃疡或空洞。阴道受累时,阴道壁变硬、弹性减退,有赘生物生长。若侵犯宫旁组织,三合诊检查可扪及宫颈旁组织增厚、变硬、呈结节状,甚至形成"冰冻骨盆"。

### 五、治疗原则

治疗以手术治疗为主,配合放疗和化疗。

### (一)手术治疗

手术治疗适用于Ⅰa期～Ⅱa期无手术禁忌证的患者。根据临床分期不同,可选择全子宫切除术、子宫根治术和盆腔淋巴结清扫术。年轻患者可保留卵巢及阴道。

### (二)放疗

放疗适用于各期患者,主要是年老、严重并发症或Ⅲ期以上不能手术的患者。分为腔内放疗和体外放疗两种方法。早期以腔内放疗为主、体外放疗为辅;晚期则以体外放疗为主、腔内放疗为辅。

### (三)手术加放疗

手术加放疗适用于癌灶较大的患者,可先行放疗局限病灶后再行手术治疗;或手术后怀疑有淋巴或宫旁组织转移者,放疗作为手术的补充治疗。

### (四)化疗

化疗用于晚期或有复发转移的患者,也可用于手术或放疗的辅助治疗,目前多主张联合化疗方案。

## 六、护理评估

### (一)健康史

详细了解年轻患者有无接触性出血、年老患者绝经后阴道不规则流血情况。评估患者有无患病的高危因素存在,如慢性宫颈炎的病史及是否有人乳头瘤病毒、巨细胞病毒等的感染;婚育史、性生活史、高危男子性接触史等。

### (二)身体状况

**1.症状**

详细了解患者阴道流血的时间、量、质、色等,有无妇科检查或性生活后的接触性出血;阴道排液的性状、气味;有无邻近器官受累的症状;有无疼痛,疼痛的部位、性质、持续时间等。全身有无贫血、消瘦、乏力等恶病质的表现。

**2.体征**

评估妇科检查的结果,如宫颈有无异常,有无糜烂和赘生物;宫颈是否出血、肥大、质硬、宫颈管外形呈桶状等。

### (三)心理社会状况

子宫颈癌确诊早期,患者常因无症状或症状轻微,往往对诊断表示怀疑和震惊而四处求医,希望否定癌症诊断;当诊断明确,患者会感到恐惧和绝望,害怕疼痛和死亡,迫切要求治疗,以减轻痛苦、延长寿命。另外,恶性肿瘤对患者身体的折磨会给患者带来巨大的心理应激,而且手术范围大,留置尿管的时间长,疾病和手术对身体的损伤大,恢复时间长,患者很长时间不能正常地生活、工作。

### (四)辅助检查

宫颈癌发展过程长,尤其是癌前病变阶段,所以应该积极开展防癌普查,提倡"早发现、早诊断、早治疗"。早期宫颈癌因无明显症状和体征,需采用以下辅助检查。

**1.宫颈刮片细胞学检查**

普查宫颈癌的主要方法,也是早期发现宫颈癌的主要方法之一。注意在宫颈外口鳞-柱上皮交界处取材,防癌涂片用巴氏染色。结果分5级:Ⅰ级提示正常、Ⅱ级提示炎症、Ⅲ级提示可疑癌、Ⅳ级提示高度可疑癌、Ⅴ级提示癌。巴氏

Ⅲ级及以上需行活检。

2.碘试验

将碘溶液涂于宫颈和阴道壁,观察其着色情况。正常宫颈阴道部和阴道鳞状上皮含糖原丰富,被碘溶液染成棕色或深赤褐色。若不染色为阳性,说明鳞状上皮不含糖原。瘢痕、囊肿、宫颈炎或宫颈癌等鳞状上皮不含糖原或缺乏糖原,均不染色,所以本试验对癌无特异性。碘试验主要识别宫颈病变危险区,以便确定活检取材部位,提高诊断率。

3.阴道镜检查

宫颈刮片细胞学检查Ⅲ级或以上者,应行阴道镜检查,观察宫颈表面上皮及血管变化,发现病变部位,指导活检取材,提高诊断率。

4.宫颈和宫颈管活检

宫颈和宫颈管活检是确诊宫颈癌和癌前病变的"金标准"。可在宫颈外口鳞-柱上皮交界处3、6、9、12点4处取材或碘试验不着色区、阴道镜病变可疑区取材做病理检查。宫颈活检阴性时,可用小刮匙刮取宫颈管组织送病理检查。

**七、护理诊断**

(1)排尿异常:与宫颈癌根治术后对膀胱功能影响有关。

(2)营养失调:与长期的阴道流血造成的贫血及癌症的消耗有关。

(3)焦虑:与子宫颈癌确诊带来的心理应激有关。

(4)恐惧:与宫颈癌的不良预后有关。

(5)自我形象紊乱:与阴道流恶臭液体及较长时间留置尿管有关。

**八、护理目标**

(1)患者能接受诊断,配合各种检查、治疗。

(2)出院时患者排尿功能恢复良好。

(3)患者能接受现实,适应术后生活方式。

**九、护理措施**

**(一)心理护理**

多陪伴患者,经常与患者沟通,了解其心理特点,与患者、家属一起寻找引起不良心理反应的原因,教会患者缓解心理应激的措施,学会用积极的应对方法,如寻求他人的支持和帮助、向他人倾诉内心的感受等,使患者能以最佳的心态接受并积极配合治疗。

## (二)饮食与营养

根据患者的营养状况、饮食习惯协助制订营养食谱,鼓励患者进食高能量、高维生素及营养素全面的饮食,以满足机体的需要。

## (三)阴道、肠道准备

术前 3 天需每天行阴道冲洗 2 次,冲洗时动作应轻柔,以免损伤子宫颈脆性癌组织引起阴道大出血。肠道按清洁灌肠来准备。另外,术前教会患者进行肛门、阴道肌肉的缩紧与舒张练习,掌握锻炼盆底肌肉的方法。

## (四)术后帮助膀胱功能恢复

由于手术范围大,可能损伤支配膀胱的神经,膀胱功能恢复缓慢,因此,一般留置尿管 7～14 天,甚至 21 天。

### 1.盆底肌肉的锻炼

术前教会患者进行盆底肌肉的缩紧与舒张练习,术后第 2 天开始锻炼,术后第 4 天开始锻炼腹部肌肉,如抬腿、仰卧起坐等。有资料还报道改变体位的肌肉锻炼有利于排尿功能的恢复,锻炼的强度应逐渐增加。

### 2.膀胱肌肉的锻炼

在拔除尿管前 3 天开始定时开放尿管,每 2～3 小时放尿 1 次,锻炼膀胱功能,促进排尿功能的恢复。

### 3.导残余尿

在膀胱充盈的情况下拔除尿管,让患者立即排尿,排尿后,导残余尿,每天 1 次。如残余尿连续 3 次在 100 mL 以下,证明膀胱功能恢复尚可,不需再留置尿管;如残余尿超过 100 mL,应及时给患者再留置尿管,保留 3～5 天后再行拔管,导残余尿,直至低于 100 mL 以下。

## (五)保持负压引流管的通畅

手术创面大、渗出多,同时淋巴回流受阻,术后常在盆腔放置引流管,应密切注意引流管是否通畅,以及引流液的量、色、质,一般引流管于 48～72 小时后拔除。

## (六)出院指导

(1)定期随访:护士应向出院患者和家属说明随访的重要性及随访要求。第 1 年内,出院后 1 个月首次随访,以后每 2～3 个月随访 1 次;第 2 年每 3～6 个月随访 1 次;第 3～5 年每半年随访 1 次;第 6 年开始每年随访 1 次。如有不适随时就诊。

（2）少数患者出院时尿管未拔，应教会患者留置尿管的护理，强调多饮水、外阴清洁的重要性，勿将尿袋高于膀胱口，避免尿液倒流，继续锻炼盆底肌肉、膀胱功能，以及时到医院拔尿管、导残余尿。

（3）康复后应逐步增加活动强度，适当参加社交活动及正常的工作等，以便恢复原来的角色功能。

## 十、结果评价

（1）患者住院期间能以积极态度配合诊治全过程。

（2）出院时，患者无尿路感染症状，拔管后已经恢复正常排尿功能。

（3）患者能正常与人交往，正确树立自我形象。

# 参 考 文 献

[1] 安旭姝,曲晓菊,郑秋华.实用护理理论与实践[M].北京:化学工业出版社,2022.

[2] 段霞,曾莉,姜金霞.临床急危重症护理理论与实践[M].北京:人民卫生出版社,2022.

[3] 张静,吴秀华,姜文文,等.内科常见疾病护理理论与实践[M].西安:世界图书出版西安有限公司,2021.

[4] 王彩芹,刘桂芬,吕甜甜,等.循证护理理论与临床实践[M].哈尔滨:黑龙江科学技术出版社,2021.

[5] 王红霞,张艳艳,武静,等.基础护理理论与专科实践[M].成都:四川科学技术出版社,2022.

[6] 李红芳,王晓芳,相云,等.护理学理论基础与护理实践[M].哈尔滨:黑龙江科学技术出版社,2022.

[7] 翟丽丽,李虹,张晓琴.现代护理学理论与临床实践[M].北京:中国纺织出版社,2022.

[8] 贾爱芹,郭淑明.实用护理技术操作与考核标准[M].郑州:河南科学技术出版社,2021.

[9] 肖芳,程汝梅,黄海霞,等.护理学理论与护理技能[M].哈尔滨:黑龙江科学技术出版社,2022.

[10] 姚飞.护理技术理论与实践[M].北京:中国人口出版社,2021.

[11] 于翠翠.实用护理学基础与各科护理实践[M].北京:中国纺织出版社,2022.

[12] 张晓艳.临床护理技术与实践[M].成都:四川科学技术出版社,2022.

[13] 于红,刘英,徐惠丽,等.临床护理技术与专科实践[M].成都:四川科学技术出版社,2021.

[14] 张文华,韩瑞英,刘国才,等.护理学规范与临床实践[M].哈尔滨:黑龙江科学技术出版社,2022.

[15] 王霞,李莹,连伟,等.专科护理临床指引[M].哈尔滨:黑龙江科学技术出版社,2022.

[16] 王莉.临床护理技能实训指导[M].西安:西安交通大学出版社,2022.

[17] 张翠华,张婷,王静,等.现代常见疾病护理精要[M].青岛:中国海洋大学出版社,2021.

[18] 李明,张秀荣,张会晓,等.现代护理学基础与实践[M].青岛:中国海洋大学出版社,2022.

[19] 刘华娟,孙彦奇,柴晓,等.常用临床护理技术操作规范[M].哈尔滨:黑龙江科学技术出版社,2022.

[20] 周霞,杜金泽.护理教学与临床实践[M].北京:中国纺织出版社,2021.

[21] 洪慧,刘金艳,夏红月,等.护理学研究与护理新进展[M].哈尔滨:黑龙江科学技术出版社,2022.

[22] 甄继飞,张莉莎,刘真真,等.实用护理学技术与临床实践[M].哈尔滨:黑龙江科学技术出版社,2022.

[23] 宋文娟,赵锐锐,辛凌云,等.现代护理学规范与临床实践[M].哈尔滨:黑龙江科学技术出版社,2022.

[24] 胡雁,周英凤.循证护理证据临床转化理论与实践[M].上海:复旦大学出版社,2021.

[25] 王雪枚,霍姿君,张凌云,等.护理学理论与实践在基础医学研究中的应用探索[J].卫生职业教育,2022,40(15):12-14.

[26] 朱瑞芳,高锦萍,韩世范,等.临床护理理论指导护理实践有效性的系统评价[J].全科护理,2021,19(29):4038-4045.

[27] 周静,陈琳,韩珊,等.内科护理教学理论与实践模式研究进展分析[J].贵州中医药大学学报,2021,43(4):94-97.

[28] 韩美华.研究外阴炎及阴道炎患者的临床护理方法[J].智慧健康,2021,7(10):151-153.

[29] 胡保玲,李亚玲,王洁玉,等.我国护理领域中临床实践指南的相关研究情况[J].中国医药导报,2022,19(5):188-191,196.